QUAND UNE CELLULE DÉRAILLE

COMPRENDRE LE CANCER

MARDAGA

Collection Santé en Soi
Ouvrage publié sous la direction éditoriale de Karin Rondia
Traduction : Emily Van Coolput
Maquette : Emmanuel Bonaffini
Illustration de couverture : ©Cécile Bertrand
(cecilebertrand@cartoonbase.com)
Illustrations des pages intérieures : Dirk De Weerdt

Rue du Collège 27
B-1050 Bruxelles (Belgique)

www.editionsmardaga.com

ISBN : 978-2-8047-0195-6
Dépôt légal : D.2014-0024-14

Titre de l'édition original : « Een duidelijke kijk op kanker »

Filip **LARDON**

QUAND UNE CELLULE DÉRAILLE

COMPRENDRE LE CANCER

MARDAGA

TABLE DES MATIÈRES

MOT DE L'AUTEUR

Bien rares sont les personnes qui ne seront jamais confrontées au cancer de façon directe ou indirecte au moins une fois dans leur vie : en Occident, la maladie frappe environ une personne sur trois et une famille sur deux.

Face à ces affections au décours et aux traitements extrêmement complexes, le patient et ses proches se posent souvent une foule de questions sur la nature du mal qui les touche, son origine, ses mécanismes. Ces informations sont essentielles : comprendre les causes du cancer et la manière dont il affecte notre organisme permet de mieux appréhender comment il apparaît, mais aussi comment il peut être soigné. J'ai voulu dans cet ouvrage regrouper toutes ces connaissances sous une forme claire et abordable. Les notions qui y sont exposées sont évidemment destinées en premier lieu aux patients et à leurs proches, mais également à toute personne désireuse d'en savoir plus sur le fonctionnement et les dysfonctionnements du corps humain et de ses cellules.

Dès mon plus jeune âge, j'ai toujours été fasciné par les mystères de la vie et le fonctionnement normal ou pathologique de cette extraordinaire machine qu'est le corps humain. C'est cet intérêt qui a déterminé mon parcours universitaire : après un master aux universités d'Hasselt et d'Anvers, en Belgique, j'ai obtenu en 1995 le titre de Docteur en Sciences Médicales à la Faculté de Médecine et Sciences de la Santé de l'Université d'Anvers. Aujourd'hui, mon champ d'intérêt et de recherche se concentre pleinement sur le domaine de l'oncologie expérimentale. Depuis 1998, j'enseigne à temps plein à l'université d'Anvers et je suis chef de service du Laboratoire de Recherche sur le Cancer. À côté de mes activités d'enseignement et de services, la recherche scientifique en oncologie fait donc partie de mon quotidien. Notre équipe s'efforce de pousser de plus en plus loin la compréhension de l'apparition, de la croissance et du traitement des tumeurs cancéreuses. Grâce aux développements biomédicaux et technologiques intervenus ces dernières années, la médecine est aujourd'hui extrêmement avancée et laisse entrevoir un avenir prometteur pour les patients. Dans un contexte où nos connaissances biomoléculaires de la cellule – saine ou malade – progressent à toute allure, l'heure est à l'optimisme pour les scientifiques que nous sommes. L'objectif ultime de la recherche en oncologie est, si pas de faire disparaître la maladie une fois pour toutes, du moins d'en arriver à ce qu'elle puisse être efficacement soignée et complètement guérie. Les scientifiques ne cessent d'affiner les thérapies classiques et d'en découvrir de nouvelles, et cette tendance devrait se poursuivre dans les années à venir. Demain, nous pourrons donc très probablement offrir à chaque patient un traitement largement individualisé et des chances de guérison extrêmement élevées.

Je tiens néanmoins à rappeler qu'un certain nombre de cancers pourraient être prévenus par un mode de vie sain et l'élimination des facteurs de risque évitables. Le tabac, notamment, demeure à ce jour la première cause de maladies oncologiques : en Occident, il est responsable de plus de 30 % de l'ensemble des cancers et de 80 à 90 % des tumeurs pulmonaires ! Dans ce cas précis, la solution se trouve donc moins entre les mains des médecins et des chercheurs que des fumeurs eux-mêmes. Il est capital d'en informer correctement la population, et en particulier les plus jeunes. C'est pour cette raison que j'ai lancé voici quelques années un programme anti-tabac spécifiquement destiné à ce public et que je me rends tous les mois dans plusieurs écoles ou associations pour sensibiliser les jeunes aux terribles conséquences du tabagisme – des activités qui s'inscrivent pleinement dans notre objectif d'éliminer le cancer.

Le but de ce livre est de présenter la maladie d'une manière la plus simple possible. J'explique pas à pas ce qu'est le cancer, comment, pourquoi et à quelle fréquence il se manifeste, comment il se développe et quelles sont ses conséquences. J'expose également le comportement des tumeurs (notamment leur évolution bénigne ou maligne et l'apparition de métastases), avant de m'attarder sur une série d'aspects cliniques tels que le diagnostic, le pronostic et les modalités thérapeutiques actuelles et futures, en exposant notamment les grands principes de la chirurgie, de la chimiothérapie et de la radiothérapie et les raisons qui sous-tendent leur efficacité. Je m'attarde également sur la recherche scientifique en dressant un bref état des lieux des connaissances les plus récentes en matière d'oncologie. Dans le dernier chapitre, enfin, je propose de brèves réponses aux questions les plus fréquemment posées.

Bonne lecture.

Prof. Dr. Filip Lardon

INTRODUCTION

Le cancer est-il une maladie des temps modernes ? Certainement pas. Bien que le nombre de cas ait sensiblement progressé ces dernières décennies, il ne fait aucun doute qu'il existe depuis plusieurs siècles, voire depuis aussi longtemps (ou même depuis plus longtemps) que l'humanité. De nombreuses civilisations anciennes en Asie, en Amérique du Sud ou en Égypte mentionnent déjà l'existence de tumeurs malignes. Plusieurs descriptions de cancer du sein ont ainsi été découvertes sur des rouleaux de papyrus remontant à environ 1600 ans avant notre ère, deux momies retrouvées dans la pyramide de Gizeh présentent clairement des tumeurs osseuses et le médecin grec Hippocrate connaissait déjà le cancer de la peau au Ve siècle avant notre ère. En outre, loin de se limiter à l'homme, ce tableau clinique se retrouve chez tous les animaux supérieurs : une tumeur osseuse a même été décrite chez un ours des cavernes ayant vécu à la Préhistoire !

Le terme « cancer » est dérivé du grec *carcinos* ou du latin *cancer*, qui désigne un crabe ou une écrevisse. C'est le médecin gréco-romain Galien (Ier siècle) qui l'a baptisé ainsi en référence aux vaisseaux sanguins rouges et gonflés caractéristiques qui entourent les tumeurs, et que les guérisseurs de son époque comparaient volontiers aux pattes et aux pinces des crustacés. Cette image est encore utilisée à notre époque, notamment dans le sigle de nombreuses associations en rapport avec la maladie.

L'histoire de la recherche contre le cancer

Tout au long de l'histoire, l'origine du cancer a fait l'objet de bien des spéculations et de bien des recherches. De nombreuses civilisations anciennes lui attribuaient une origine divine – une croyance qui s'est perpétuée jusqu'au Moyen-Âge.

C'est pourtant bien avant cette époque qu'Hippocrate (± 400 avant notre ère) a formulé sa « théorie des humeurs », où il présente le cancer comme un déséquilibre entre la bile noire produite par la rate et les trois autres fluides corporels (le sang, la bile jaune et la lymphe). Cette explication, la première à attribuer la maladie à des causes naturelles, a fait autorité durant très longtemps. Le chirurgien parisien Henri François Le Dran (XVIIIe siècle) a été le premier à contester ouvertement la théorie du père de la médecine : pour lui, le cancer était, à un stade précoce, une pathologie strictement locale, qui ne pouvait donc être guérie que par la chirurgie. Il a toutefois également décrit sa propagation dans l'organisme par le biais des canaux lymphatiques, affirmant qu'il suffisait qu'une goutte de lymphe cancéreuse atteigne les ganglions avoisinants pour contaminer tout le système.

L'étape suivante a été l'avènement de la microscopie. Grâce à cette évolution technique, le scientifique allemand Johannes Müller (XIXe siècle) a pu démontrer pour la première fois que les tumeurs se composent des mêmes cellules que le reste de l'organisme, mais qu'il existe aussi des différences entre cellules normales et cancéreuses. Elle a également permis au médecin allemand Rudolf Virchow (XIXe siècle) d'affirmer que « chaque cellule naît d'une autre ». C'est ainsi que le cancer a finalement – et à juste titre – été reconnu comme une maladie de la cellule.

Les découvertes scientifiques majeures se sont ensuite succédé à un rythme soutenu, développant sans cesse notre connaissance de la maladie. Non seulement les mécanismes qui président à son apparition et à sa croissance sont aujourd'hui de mieux en mieux compris, mais les évolutions médico-scientifiques actuelles ont également ouvert la porte à des possibilités inédites en termes de dépistage et de traitement. Grâce à des développements biomédicaux et technologiques de plus en plus poussés, la médecine moderne est déjà très avancée et laisse entrevoir un avenir plein d'espoir pour les malades.

L'oncologie est la discipline de la médecine qui se consacre à la prise en charge des cancers. Le terme est dérivé des racines grecques *onkos* (qui signifie masse ou tumeur) et *logos* (science, connaissance). L'oncologie est donc la science des maladies tumorales, la médecine des cancers – une spécialité qui ne cesse de gagner en importance mais qui collabore aussi de façon étroite avec d'autres, telles que la gynécologie, l'hématologie ou la neurologie.

1
NAISSANCE D'UN CANCER

Le cancer, une maladie de la cellule

Le cancer est une maladie de la **cellule**. Pour percer ses mystères, il est donc indispensable de bien comprendre la nature et le fonctionnement de celle-ci. C'est pourquoi nous entamerons ce chapitre par un bref survol de la structure et du fonctionnement d'un corps humain en bonne santé, constitué de plusieurs milliards de cellules.

Notre organisme peut se comparer à une maison faite de plusieurs pièces délimitées par des murs, eux-mêmes composés de centaines, voire de milliers de briques. Ces dernières constituent l'unité de base de toute la construction : il suffit d'en disposer quelques centaines de milliers suivant un plan bien organisé et vous obtiendrez une maison solide et fonctionnelle.

Le corps humain présente une structure très similaire, si ce n'est qu'à la place des pièces, il possède plusieurs **systèmes** responsables chacun d'une fonction spécifique – les plus importants étant les systèmes nerveux, respiratoire, circulatoire, digestif, excréteur, reproducteur et moteur. Ces systèmes regroupent à leur tour plusieurs **organes** (par exemple l'estomac, le foie, l'intestin grêle, le gros intestin, etc. pour le système digestif), qui sont eux-mêmes constitués de différents **tissus**. Le foie possède ainsi du tissu glandulaire, du tissu conjonctif et du tissu épithélial. Enfin, ces tissus sont formés d'une multitude de **cellules** bien spécifiques (cellules glandulaires dans le cas du tissu glandulaire), qui constituent la plus petite unité fonctionnelle de notre corps, les briques de notre maison. Elles sont toutefois trop petites pour que nous puissions les voir à l'œil nu, et il en faut donc des quantités considérables – de l'ordre de plusieurs milliards ! – pour fabriquer un corps humain.

Nos cellules sont toutefois beaucoup plus complexes que les briques d'une maison : il s'agit en effet d'unités dites « fonctionnelles », conçues pour pouvoir exister de manière autonome et pour être capables de vivre, croître, se diviser, se mouvoir, produire de l'énergie, communiquer avec d'autres cellules et exercer une foule d'autres fonctions. Il arrive néanmoins que certaines de ces fonctions soient gravement perturbées, ce qui peut se traduire par la transformation de la cellule en **cellule cancéreuse**. Pour bien comprendre ce qui distingue une cellule cancéreuse de ses équivalents sains, il nous faut toutefois examiner un peu plus en détail ces « unités fonctionnelles » normales.

Grâce à un microscope électronique très perfectionné, il est possible d'agrandir suffisamment la cellule pour examiner son intérieur dans les moindres détails. On découvre ainsi qu'elle contient elle-même plusieurs « mini-organes » ou **organites,** qui lui servent notamment à produire de l'énergie et des matériaux de construction, ou encore à absorber ou éliminer différentes substances.

Chaque cellule possède aussi un **noyau**, une structure d'une importance capitale qui renferme l'ensemble de son matériel génétique ou ADN. Cet ADN contient toute l'information relative à la cellule, de sa forme à sa fonction, et il y en a tellement qu'il doit être enroulé de façon extrêmement compacte pour être stocké à l'intérieur du noyau. Il se présente sous la forme d'une échelle en spirale à plusieurs millions d'échelons. Un fragment d'ADN bien spécifique porteur d'un morceau d'information important est appelé un **gène**.

Ces gènes sont évidemment essentiels au bon fonctionnement de la cellule, du tissu, de l'organe, du système et du corps tout entier. Les cellules d'un même organisme possèdent presque toutes le même ADN, qui contient une myriade d'informations sur l'individu (couleur des cheveux et de la peau, taille…) et est unique pour chacun d'entre nous : c'est le gêne qui détient les clés de notre fonctionnement et de notre apparence.

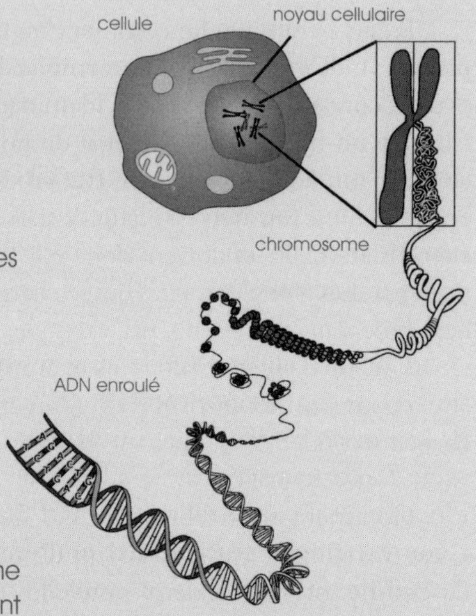

Le terme **ADN** (ou acide désoxyribonucléique) fait référence à la composition biochimique de ces molécules très particulières. Une molécule d'ADN est faite de deux longs filaments composés d'un enchaînement d'unités appelées « **nucléotides** » et enroulés de manière à former une structure **en double hélice** – une sorte d'échelle en spirale. Les deux filaments (les « montants » de l'échelle) sont attachés entre eux par une succession de paires de « **bases** », qui relient chacune deux nucléotides, comme autant de « barreaux ». Une série de barreaux qui se suivent dans un ordre précis est appelée une **séquence** ; les portions d'ADN porteuses d'une séquence fonctionnelle importante sont des **gènes**.

Le nombre de séquences possibles étant quasi infini, l'ordre de succession des nucléotides est porteur d'informations génétiques uniques. Chaque gène contient les instructions de fabrication d'une **protéine** donnée. L'ADN d'une cellule humaine comporte environ 3 milliards de paires de bases et quelque 25 000 gènes. Comme il faut tellement de séquences pour contenir toute notre information génétique, nous avons aussi besoin d'énormément d'ADN. C'est pour cette raison que celui-ci est enroulé d'une façon extrêmement compacte dans les **chromosomes**, au nombre de 46 dans le noyau de chaque cellule humaine.

Reste à comprendre comment un corps constitué de plusieurs milliards de cellules se forme au départ d'un unique ovule fécondé. Cela implique évidemment que l'organisme fabrique un nombre phénoménal de nouvelles cellules au cours de son développement. Cette production se poursuit également une fois arrivé à maturité : nos cellules ne sont en effet pas éternelles et doivent donc être remplacées en permanence. Les globules rouges qui se chargent de transporter l'oxygène dans notre sang, par exemple, ont une durée de vie moyenne d'environ 120 jours et doivent donc sans cesse être renouvelés : notre corps en produit environ 2,5 millions chaque seconde !

Comment sont fabriquées ces nouvelles cellules ? C'est très simple : par la **division** d'une cellule existante (la **cellule mère**) en deux nouvelles entités identiques (les **cellules filles**).

Les cellules filles peuvent se diviser à leur tour pour former chacune deux nouvelles cellules filles, et ainsi de suite. Ce processus peut se poursuivre presque indéfiniment.

Toutes les cellules filles doivent évidemment contenir le même ADN que la cellule mère, reproduit à l'identique et exactement dans le même ordre, jusqu'au dernier gène. Cela signifie que la cellule initiale, avant chaque division, doit commencer par copier (dupliquer) très précisément l'ensemble de son ADN afin de pouvoir en transmettre une version à chacune de ses deux filles.

La réplication de l'ADN et la division cellulaire sont loin d'être simples, mais les scientifiques sont parvenus, au terme d'années de recherche, à s'en faire une idée précise. Il semble que ces processus reposent sur un nombre incalculable de petites étapes encadrées par une foule de mécanismes de contrôle… car comme ils se produisent plusieurs millions de fois par seconde chez chacun d'entre nous, il est évidemment capital qu'ils se déroulent sans erreurs ! Si certains fragments d'ADN sont copiés de façon incorrecte, les cellules filles possèderont en effet un ou plusieurs gènes défectueux, ce qui peut avoir des conséquences extrêmement fâcheuses pour le tissu, l'organe ou même le corps tout entier. C'est pour cette raison qu'il existe des mécanismes intégrés qui contrôlent scrupuleusement la duplication de l'ADN avant que celui-ci ne soit réparti entre les deux cellules filles.

Même si ce système complexe fonctionne presque toujours sans accrocs, il lui arrive malgré tout de laisser passer de petites erreurs. Il est tellement bien conçu que ces incidents sont exceptionnels et que la plupart des fautes éventuelles peuvent être corrigées à temps, mais il est néanmoins possible qu'il se forme de temps à autre une cellule fille défectueuse. C'est à partir de tels déficits accidentels que peut se développer une cellule cancéreuse.

Signalons à cet égard qu'il est important que le système de contrôle subisse le moins possible de perturbations, car celles-ci peuvent provoquer une multiplication des erreurs, ce qui pourrait accélérer l'apparition d'un éventuel cancer.

Nous allons à présent détailler le processus de développement d'une cellule cancéreuse.

Une erreur dans les gènes

Parmi les très nombreux gènes qui doivent être copiés à chaque division cellulaire, deux familles méritent que nous nous y arrêtions plus en détail pour leur rôle majeur dans le développement des cancers : les **oncogènes** et les **gènes suppresseurs de tumeurs**. Ces gènes sont présents dans toute cellule normale, en bonne santé. En dépit de leurs noms, ils n'ont donc, au départ, rien à voir avec le cancer.

Les oncogènes sont tout simplement les gènes qui donnent l'autorisation à la cellule de fabriquer de l'ADN en vue d'une division, puis de se diviser. Ils sont donc un peu comparables à l'accélérateur d'une voiture, la pédale qui la met en mouvement : leur activation déclenche la duplication de l'ADN et la division cellulaire. Ils interviennent chaque fois qu'il faut fabriquer de nouvelles cellules, par exemple pour assurer la croissance d'un individu, ou pour maintenir son taux de globules rouges à la normale.

Les gènes suppresseurs de tumeurs font exactement l'inverse : ils sont capables d'interrompre la production d'ADN et la multiplication des cellules. C'est la « pédale de frein » qui bloque la duplication des gènes et la division cellulaire, ce qui est important notamment lorsque les cellules d'un organe mature (un rein, par exemple) n'ont temporairement pas besoin de se multiplier parce qu'elles sont suffisamment nombreuses, ou lorsqu'il n'y a pas suffisamment de matières premières pour fabriquer de nouvelles cellules.

Comme nous l'avons expliqué plus haut, il arrive que des erreurs se produisent au cours de la division cellulaire. Supposons par exemple, que certaines portions capitales de l'ADN aient été mal ou même pas du tout copiées et soient donc absentes ou anormales dans les cellules filles. Ces fautes de copie sont appelées **mutations** et le gène défectueux qui en découle est dit **mutant**. Ce phénomène peut déboucher sur des cellules filles endommagées, non viables ou incapables de se diviser à leur tour – mais tant que l'ampleur des dégâts reste limitée, ce n'est pas très grave, puisqu'il y a une foule d'autres cellules (normales) pour prendre le relais.

Supposons à présent qu'une mutation se produise lors de la copie d'un oncogène et en provoque l'activation constante : pour reprendre notre métaphore automobile, on obtient alors un véhicule dont l'accélérateur est enfoncé en permanence. La cellule fille porteuse de la mutation est donc beaucoup plus active et agressive que la normale et ne cesse de se diviser à toute vitesse, que l'organisme le lui demande ou non ! Lorsque c'est au contraire le gène suppresseur de tumeurs qui est porteur d'une mutation, on obtient une cellule fille incapable de cesser de se diviser même lorsque des circonstances externes l'exigent – comme une voiture sans frein qui ne peut pas s'arrêter, même à un feu rouge.

Ces deux erreurs de copie sont justement celles qui débouchent sur la fabrication d'une **cellule cancéreuse** ou **maligne**, porteuse d'oncogènes ou de gènes suppresseurs de tumeurs mutants. Une telle cellule va complètement « dérailler » et se mettre à se diviser plus vite, plus souvent et plus agressivement que les autres en ignorant complètement les mécanismes de contrôle qui s'appliquent aux cellules saines.

L'apparition d'une seule cellule cancéreuse parmi des milliards de cellules saines est-elle vraiment si dramatique ? La réponse est oui, car comme cette unique cellule malade se divise beaucoup plus rapidement que les autres et échappe à tout contrôle, elle va rapidement donner naissance à une multitude de cellules filles anormales. Celles-ci vont former une masse appelée **tumeur**, qui va grandir de plus en plus à l'endroit où est apparue la première cellule cancéreuse.

Lorsque cette tumeur se situe en surface d'un organe ou sous la peau, elle devient rapidement visible ou palpable. Mais bien souvent, la tumeur se développe beaucoup plus profondément dans nos organes internes, à un endroit où nous ne pourrons ni la voir ni la sentir. Au bout d'un certain temps, elle finira toutefois par provoquer des symptômes parce qu'elle comprime ou envahit les tissus avoisinants.

Les cancers du sang – ou leucémies – ne se manifestent pas sous la forme de tumeurs fixes. Ils provoquent d'autres types de symptômes tels qu'une fatigue importante ou des anomalies de la composition du sang.

Pour en savoir plus sur la manière dont la tumeur se développe et sur les ravages qu'elle provoque dans l'organe et dans l'organisme tout entier, rendez-vous au chapitre 2.

Un processus en plusieurs étapes

Le plus souvent, le cancer n'apparaît qu'au terme d'une accumulation d'erreurs et de mutations, car normalement, une seule anomalie ne suffit pas pour faire basculer une cellule dans la malignité. Elle devra subir plusieurs mutations successives avant d'en arriver là. Les scientifiques ont aujourd'hui pu le démontrer et décrire le **processus en plusieurs étapes** nécessaire au développement de la maladie.

La première étape est l'apparition d'une première mutation encore relativement innocente, qui ne suffit absolument pas à donner naissance à une cellule cancéreuse. Le problème, c'est que la cellule qui en est victime va évidemment copier cette première mutation lorsqu'elle se divisera à son tour, et la transmettra ainsi à toutes ses descendantes. À mesure que celles-ci seront à leur tour victimes de nouvelles erreurs de copie (2e étape), on assistera peu à peu à l'accumulation de différentes mutations dans l'ADN de cette lignée de cellules. Au fil des étapes et des mutations de plus en plus nombreuses, il peut arriver qu'une dernière anomalie débouche sur un ADN tellement endommagé que la division suivante donnera naissance à une cellule cancéreuse agressive.

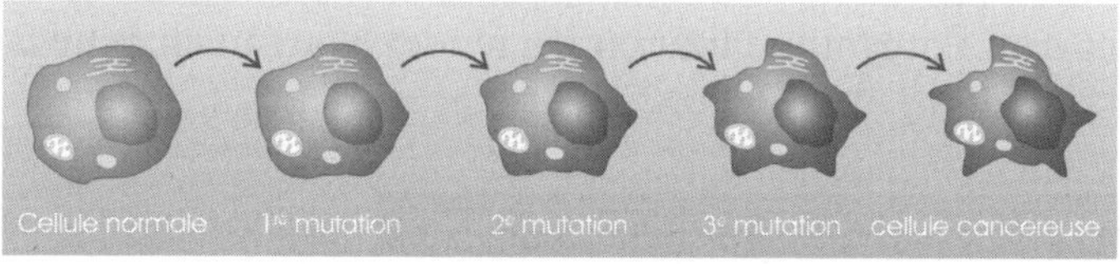

On en déduira logiquement que les cancers surviennent le plus fréquemment chez les personnes d'un certain âge (nous aurons l'occasion d'en reparler au chapitre 3), au point que les tumeurs peuvent être considérées comme des maladies liées au vieillissement. Cela s'explique par le fait que nous accumulons de plus en plus de mutations tout au long de notre vie, et que ce n'est souvent qu'après de nombreuses années que survient finalement cette ultime erreur qui fera basculer la cellule de la normalité à la malignité.

Ce n'est toutefois pas toujours le cas. Prenons le cas d'un patient trentenaire qui arrive au service d'oncologie avec un cancer de l'œsophage. Une telle tumeur est exceptionnelle chez une personne si jeune. Mais en l'interrogeant sur ses antécédents médicaux, les médecins découvrent qu'il a avalé par accident un produit de nettoyage chimique lorsqu'il avait douze ans. Il est vraisemblable que cette substance ait provoqué à l'époque une série de mutations au niveau des cellules de l'œsophage, qui ont progressivement accumulé les erreurs… jusqu'à ce qu'une dernière faute de copie survenue vers trente ans déclenche finalement l'apparition d'un cancer. Si ce même individu n'avait jamais été victime de cet incident dans l'enfance, la mutation survenue vers ses trente ans n'aurait vraisemblablement encore été que la première ou la seconde, et elle n'aurait sans doute jamais débouché sur l'apparition d'une tumeur.

C'est pour cette raison que l'on recommande avec tant d'insistance de protéger les jeunes enfants d'agents cancérogènes comme le rayonnement solaire ou la fumée du tabac : une vigilance soutenue dès le plus jeune âge permet de limiter autant que possible l'accumulation des mutations et donc de réduire le risque de cancer bien plus tard dans la vie.

Les mutations sont-elles fréquentes ? Les chercheurs ont pu établir qu'elles se produisent régulièrement, mais aussi qu'elles sont loin de toujours déboucher sur des cellules filles dysfonctionnelles – en effet, nos cellules possèdent des mécanismes de contrôle très efficaces pour réparer les éventuelles erreurs de copie. La division cellulaire reste néanmoins un processus extrêmement complexe qui ne doit pas être perturbé.

Hélas, il existe plusieurs moyens très simples de mettre un grain de sable dans ce bel engrenage, comme l'illustre très bien l'exemple de la division des cellules pulmonaires. Pour maintenir nos poumons en bon état de fonctionnement, leurs cellules doivent être remplacées à une cadence soutenue. Ces organes sont donc le théâtre de divisions cellulaires extrêmement fréquentes. Ce processus peut toutefois être perturbé par l'inhalation de substances chimiques nocives comme celles contenues dans le tabac. Lorsque ces substances sont mises en contact avec des cellules en cours de division, elles peuvent multiplier les erreurs lors de la copie de l'ADN et de la division proprement dite, ce qui favorise l'apparition de cellules anormales. Cela n'empêche malheureusement pas d'innombrables fumeurs de s'exposer volontairement, souvent plusieurs fois par jour, à ce type de substance cancérogène. À chaque fois qu'ils inspirent une bouffée de fumée, ils exposent leurs cellules pulmonaires à une multitude de produits chimiques nocifs qui vont perturber leur division et provoquer l'apparition d'erreurs dans l'ADN de leurs cellules filles. Lorsque ces erreurs s'accumulent pendant plusieurs années, le risque de voir se développer des cellules anormales devient infiniment plus important que chez les personnes qui n'exposent pas leurs tissus pulmonaires à ces agressions chimiques. Là encore, il est capital de limiter le plus possible les mutations chez les jeunes, dont les poumons sont encore en plein développement – et il est d'autant plus regrettable qu'ils soient si nombreux à commencer à fumer si tôt !

Les substances nocives qui composent la fumée du tabac sont un exemple particulièrement interpellant de la manière dont des facteurs externes peuvent influencer l'apparition d'un cancer. Nous aurons l'occasion d'y revenir dans le chapitre 4, consacré aux causes de la maladie.

EN QUELQUES **LIGNES**

Le cancer trouve son origine dans des erreurs (mutations) se produisant lors des divisions cellulaires. Comme nos cellules se divisent plusieurs millions de fois par seconde, ces erreurs sont inévitables. Il faut en général une accumulation de plusieurs mutations portant sur les mécanismes de contrôle de la division pour qu'apparaisse une première cellule cancéreuse.

À partir de ce moment, la cellule échappe à tout contrôle et « déraille ». Ce processus s'étend le plus souvent sur de longues années, ce qui explique que le cancer est avant tout une maladie de la personne âgée.

Les mutations peuvent toutefois être accélérées par l'exposition à des agents cancérigènes : l'exemple le plus frappant est celui des cellules du poumon que chaque bouffée de fumée de cigarette expose davantage aux agents cancérigènes qu'elle contient.

2
LA CROISSANCE TUMORALE

De la cellule maligne à la tumeur

Au chapitre précédent, nous avons vu comment une première cellule cancéreuse se développe dans l'organisme. S'il faut souvent plusieurs années pour qu'une cellule devienne cancéreuse, par contre, dès le moment où la transformation maligne a eu lieu, elle va commencer à se multiplier très rapidement en échappant à tout contrôle. L'endroit où elle est apparue va alors très vite être envahi par une multitude de cellules malades qui vont former une masse appelée **tumeur**. Au début, lorsque celle-ci ne mesure encore que quelques millimètres, elle ne provoque généralement aucun symptôme et passe donc le plus souvent inaperçue. Ce n'est habituellement que lorsqu'elle atteint environ un centimètre de diamètre (ce qui correspond déjà à un million de cellules, pour un poids total d'un gramme) qu'elle commence à se manifester.

Supposons par exemple qu'une tumeur se forme dans le gros intestin. Tant qu'elle est petite, le patient n'en souffrira absolument pas. Ce n'est qu'une fois qu'elle aura pris une certaine ampleur qu'elle pourra provoquer des problèmes pour aller à selle, des douleurs, des saignements… Le moment où se manifestent ces premiers symptômes qui vont permettre de découvrir la tumeur est appelé le **seuil de détection**. Ce n'est qu'à partir de ce stade que le cancer deviendra palpable et/ou visible et/ou perceptible par le patient. La durée écoulée entre l'apparition de la tumeur et le seuil de détection est appelée **stade préclinique** (celui où le malade ne remarque rien) ; suivant le rythme de croissance de la tumeur, il peut s'étaler sur une période de quelques semaines à plusieurs années. Une fois que la maladie a été trahie par ses premières manifestations cliniques, elle est dite **symptomatique**.

Le seuil de détection peut être atteint plus ou moins rapidement en fonction du type de tumeur et la phase préclinique peut donc couvrir une période très variable. En règle générale, les tumeurs visibles de l'extérieur (cutanées, par exemple) seront évidemment identifiées plus vite que celles qui touchent un organe interne comme l'utérus. Le seuil de détection peut aussi être abaissé par un dépistage précoce ou un recours à l'imagerie médicale. Nous aurons l'occasion d'en reparler au chapitre 5.

Croissance tumorale bénigne ou maligne

Une tumeur ne grandit pas toujours de façon régulière et bien délimitée. Au contraire, nombre de cancers adoptent au cours de leur développement une forme de plus en plus capricieuse, aux contours mal définis. Il arrive aussi qu'ils se mettent à **envahir** les tissus et organes sains avoisinants (et les ganglions lymphatiques qui se trouvent à proximité), un phénomène que l'on désigne par le terme d'**invasion ou envahissement tumoral(e)**. Les tumeurs invasives grandissent souvent plus rapidement que les autres et sont susceptibles, au cours de leur croissance, de libérer des cellules ou de petits fragments qui vont se propager un peu partout dans l'organisme par le biais du sang ou des voies lymphatiques, pour former des **métastases**. Celles-ci sont des tumeurs dites **secondaires**, par opposition à la tumeur initiale ou **primitive.**

Les tumeurs qui grandissent de manière clairement délimitée, sans envahir d'autres organes ni générer de métastases, sont qualifiées de **bénignes**. Celles qui se développent rapidement, de façon irrégulière, en s'infiltrant dans les tissus et organes avoisinants et en provoquant l'apparition de métastases sont dites **malignes** ou cancéreuses.

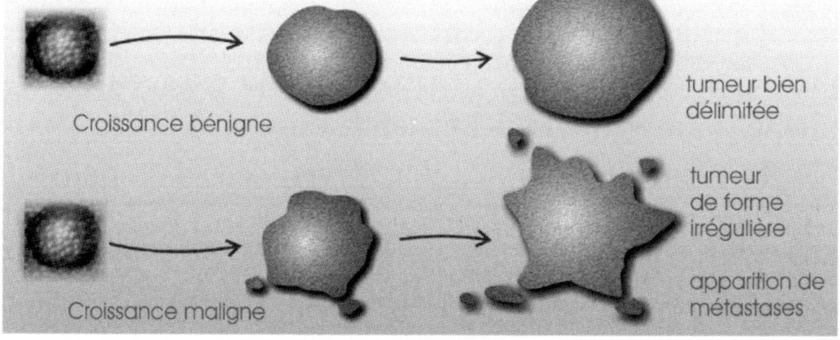

Il existe encore d'autres différences entre tumeurs malignes et bénignes. Les plus importantes sont reprises dans le tableau ci-dessous.

Caractéristique	Tumeur bénigne	Tumeur maligne
Délimitation	Claire, bien définie	Mal définie, irrégulière
Capsule entourant la tumeur	Généralement présente	Rarement présente
Croissance	Non invasive	Invasive
Rythme de croissance	Lent	Rapide
Fréquence des divisions cellulaires	Faible	Élevée
Différenciation	Bonne (cellules de type adulte)	Mauvaise (cellules de type immature)
Métastases	Non	Oui

À côté du rythme de développement de la tumeur, l'invasion des structures avoisinantes et la formation de métastases sont les principaux éléments qui signent la gravité d'une tumeur maligne.

L'infiltration des tissus et organes sains avoisinants provoque d'importants dégâts, mais elle est aussi extrêmement problématique lorsque la tumeur doit être opérée. Idéalement, le chirurgien devrait en effet pouvoir éliminer toutes les cellules cancéreuses… mais quand une partie de la tumeur se trouve dans les structures voisines, c'est évidemment très délicat ! Une tumeur bénigne clairement délimitée est au contraire beaucoup plus facile à éliminer complètement (à condition, évidemment, qu'elle soit accessible et que les circonstances autorisent une opération).

L'autre particularité fondamentale des tumeurs malignes, la formation de métastases, est souvent déterminante pour l'avenir du malade. Car les métastases peuvent se répandre dans l'organisme tout entier, ce qui conditionne toute la stratégie de traitement. En effet, si des cellules cancéreuses sont déjà en circulation ou établies à distance de la tumeur primaire au moment du diagnostic, il faudra généralement mettre en place des traitements supplémentaires, voire une prise en charge complètement différente, pour s'attaquer non seulement à la tumeur primaire, mais aussi aux cellules malignes échappées et aux éventuelles tumeurs secondaires. C'est la raison pour laquelle le traitement d'une tumeur maligne est souvent plus agressif ou combiné (par ex. une opération suivie d'une chimiothérapie). Les différentes options thérapeutiques seront exposées au chapitre 6.

L'application de la notion de seuil de détection à la croissance des tumeurs bénignes et malignes révèle en outre un autre problème spécifique au domaine de l'oncologie. Rien n'empêche en effet que des métastases fassent leur apparition avant que la tumeur n'atteigne son seuil de détection – comprenez, durant la phase préclinique, bien avant le diagnostic. En d'autres termes, il est tout à fait possible qu'un patient qui se présente pour la première fois au service d'oncologie d'un hôpital avec une tumeur maligne présente déjà des métastases à d'autres endroits du corps. Nous verrons aux chapitres 5 et 6 comment les dépister et les traiter de façon optimale.

Enfin, il est important de souligner qu'il n'est pas possible de déterminer le caractère malin ou bénin d'une tumeur au premier coup d'œil : il faut pour cela des examens bien spécifiques pouvant aller de l'imagerie à l'analyse microscopique des cellules tumorales. Nous y reviendrons plus en détail au chapitre 5.

La tumeur en développement se dote de vaisseaux sanguins

Il est intéressant de noter qu'au cours de sa croissance, la tumeur va également se doter de ses propres vaisseaux sanguins. Revenons un instant sur le fonctionnement d'un organisme en bonne santé pour mieux comprendre ce phénomène.

Pour vivre, toutes nos cellules ont besoin d'oxygène, qu'elles tirent principalement de l'air que nous respirons. Le gaz inspiré par les poumons ne pénètre toutefois pas directement dans nos cellules, tissus et organes : l'oxygène est en effet incapable de se déplacer de plus de quelques millimètres dans nos structures internes. En l'absence d'autre mécanisme, les cellules plus éloignées mourraient donc rapidement faute d'être approvisionnées. Pour contourner cette difficulté, notre corps a développé un réseau extrêmement étendu de vaisseaux sanguins capables de transporter l'oxygène des poumons vers les zones les plus éloignées grâce aux globules rouges. Les organes qui ont des besoins importants en oxygène, comme les muscles ou le cerveau, sont desservis par un réseau vasculaire particulièrement dense. Les vaisseaux sanguins leur apportent en outre d'autres substances vitales comme les nutriments et se chargent ensuite d'évacuer les déchets.

Revenons à notre tumeur. Dès le moment où elle atteint quelques millimètres de diamètre, ses cellules internes sont évidemment confrontées à un problème d'approvisionnement en oxygène. On assiste alors à un phénomène tout à fait étonnant : la tumeur se met à produire une substance qui constitue une sorte d'« appât » pour attirer vers elle tous les vaisseaux sanguins des environs !

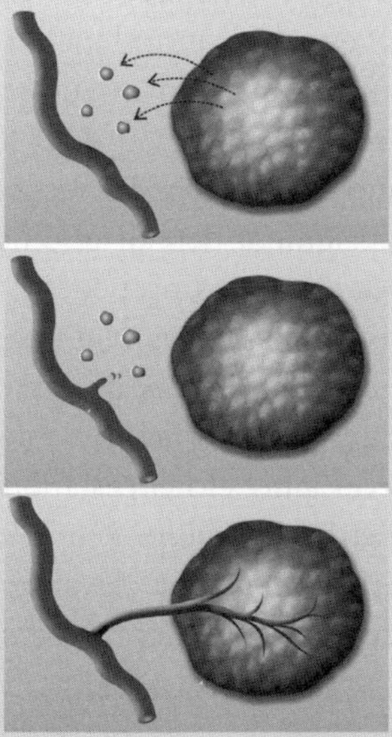

Cette substance libérée par la cellule est appelée VEGF (l'abréviation du terme anglais *Vascular Endothelial Growth Factor,* ou facteur de croissance de l'endothélium vasculaire). Elle stimule le développement des cellules qui constituent la paroi interne (endothélium) des vaisseaux sanguins proches afin de les pousser à croître en direction de sa source : la tumeur.

La tumeur va ainsi, comme n'importe quel organe, se doter d'un réseau de vaisseaux sanguins qui assurera son approvisionnement en oxygène et en nutriments. C'est ce phénomène, désigné par le nom d'**angiogenèse** ou de **néovascularisation**, qui va lui permettre de poursuivre son développement à un rythme soutenu. Il représente évidemment un important problème pour les oncologues (une tumeur bien vascularisée et dont les cellules se multiplient rapidement est porteuse d'un pronostic beaucoup moins favorable), mais il ouvre également la voie à une nouvelle forme de thérapie (traitement anti-angiogénique, voir chapitre 6).

Les mécanismes d'envahissement et de formation de métastases

Arrêtons-nous à présent un instant sur les mécanismes de l'envahissement tumoral et de la formation de métastases. Ces deux particularités des tumeurs malignes revêtent en effet une grande importance pour le diagnostic, le décours de la maladie et le traitement, sans compter qu'elles peuvent aussi beaucoup faire souffrir le patient ou même être responsables des premiers symptômes.

Dans des circonstances normales, nos cellules restent bien groupées à l'intérieur d'un même tissu et s'accrochent les unes aux autres et aux structures avoisinantes. L'objectif est en effet qu'elles forment des tissus et organes clairement délimités plutôt que d'aller se balader un peu partout dans l'organisme… En temps normal, elles possèdent même un mécanisme d'autodestruction qui s'enclenche automatiquement lorsqu'elles s'écartent de leur groupe d'origine pour aller s'égarer à un endroit où elles n'ont rien à faire.

Ce mécanisme de destruction, l'**apoptose**, correspond à une sorte de suicide cellulaire. Une cellule peut mourir de deux manières : par nécrose ou par apoptose. Alors que la nécrose intervient de manière relativement spontanée et brutale à la suite, par exemple, de dégâts importants (hémorragie, caillot…), l'apoptose est au contraire une destruction « programmée ». Elle consiste en une suite d'événements biochimiques qui provoquent une transformation caractéristique de la forme et de la structure de la cellule et débouchent finalement sur son élimination. Il va sans dire que l'apoptose fait l'objet d'une régulation très stricte ; elle intervient notamment au cours de la croissance embryonnaire (pour assurer la disparition des cellules ou tissus devenus inutiles ou indésirables au cours du développement), mais aussi lorsqu'une cellule n'est pas à sa place ou lorsqu'il est souhaitable de l'éliminer parce qu'elle a subi des dégâts potentiellement dangereux. Lorsque ce mécanisme d'apoptose se dérègle, comme c'est le cas chez un grand nombre de cellules cancéreuses, il existe un réel danger que ces dernières continuent à vivre et à se diviser, même lorsqu'elles représentent une menace pour le tissu, l'organe ou le corps tout entier.

Les cellules normales ne sont capables de franchir la barrière qui les confine dans un tissu donné que dans quelques situations bien précises. C'est par exemple le cas de certains globules blancs chargés de nous défendre contre les bactéries : ils sont capables de franchir la paroi vasculaire et d'envahir nos tissus pour aller combattre les germes pathogènes ailleurs dans l'organisme. Cela reste toutefois un phénomène exceptionnel qui ne s'observe normalement pas chez des cellules ordinaires et en bonne santé.

Il en va tout autrement des cellules composant les tumeurs invasives et métastasées, souvent dotées d'une mobilité qui leur permet de migrer et de s'introduire dans les ganglions, tissus et organes avoisinants. Il arrive également qu'elles soient dépourvues de la faculté d'adhérer les unes aux autres ou aux structures environnantes, ou qu'elles soient capables de se détacher activement de leur tissu d'origine. Pour comble de malheur, elles sont souvent insensibles au mécanisme d'autodestruction des cellules normales, ce qui leur permet de poursuivre leur croissance incontrôlée même lorsqu'elles ne sont pas à leur place.

Les cellules tumorales « échappées » peuvent également envahir les vaisseaux sanguins et lymphatiques situés à proximité, qui représentent évidemment une voie royale pour migrer vers des régions plus éloignées du corps. Nous avons déjà expliqué que la tumeur se dote, par le biais de l'angiogenèse, de tout un réseau vasculaire qui offre aux cellules cancéreuses libres d'innombrables occasions de quitter leur site initial. Dès le moment où elles se retrouvent dans les vaisseaux lymphatiques ou sanguins, il leur suffit de suivre le mouvement pour se propager un peu partout. L'endroit où elles vont aboutir dépend du trajet qu'empruntent les voies sanguines ou lymphatiques après leur passage au niveau de la tumeur. À mesure que le réseau pénètre plus profondément dans un autre tissu ou organe et devient donc de plus en plus fin, les grosses cellules tumorales vont se retrouver bloquées… et donner lieu à l'apparition de tumeurs secondaires ou de métastases.

Prenons quelques exemples. Les cellules qui se détachent d'une tumeur primaire du sein vont envahir en priorité les ganglions axillaires (ganglions de l'aisselle) tout proches. Ceux-ci constituent donc la première « station » où pourront éventuellement se former des tumeurs secondaires. Les cellules tumorales en provenance des organes abdominaux (intestins, par exemple) peuvent quant à elles emprunter les vaisseaux sanguins pour aboutir directement dans le foie, ce qui explique pourquoi ce dernier est si fréquemment victime de métastases de ce type de cancer. De nombreuses tumeurs (de la peau, du rein ou du système locomoteur notamment) emprunteront également la circulation sanguine pour aller former des métastases dans les poumons… et à l'inverse, les tumeurs pulmonaires génèrent souvent des métastases dans d'autres organes comme le cerveau, le foie, les os ou les surrénales.

La structure du réseau vasculaire explique pourquoi l'apparition de métastases semble suivre un **schéma** assez précis, à tel point qu'une fois la tumeur primaire diagnostiquée, les médecins sont généralement capables de prédire quelles sont les zones les plus exposées aux tumeurs secondaires. Lors du diagnostic d'un cancer du sein, on recherchera par exemple systématiquement la présence de cellules métastatiques dans les ganglions axillaires. La valeur prédictive de ces **localisations préférentielles** est toutefois assez variable, car l'endroit où une cellule cancéreuse « échappée » donne naissance à une tumeur dépend aussi d'une foule d'autres paramètres. Un bon exemple est celui du cancer de la prostate, qui a tendance à générer des métastases osseuses impossibles à expliquer par l'anatomie du réseau vasculaire. Vraisemblablement interviennent aussi ici d'autres facteurs qui incitent les cellules prostatiques malignes à se lier préférentiellement à certaines cellules ou structures osseuses.

La nature et l'environnement du tissu ou de l'organe où aboutissent les cellules tumorales libres jouent également un rôle capital. Certains organes produisent en effet plus – ou moins – de facteurs de croissance, ce qui peut avoir un impact déterminant sur le développement éventuel d'une tumeur au départ d'une cellule malade égarée. Ainsi, le muscle cardiaque, les muscles squelettiques et la rate sont très rarement le siège de métastases. Il existe encore probablement une foule d'autres mécanismes (génétiques) inexpliqués qui déterminent la préférence des cellules cancéreuses pour un organe donné ; c'est d'ailleurs un sujet qui occupe beaucoup les chercheurs.

Dans des conditions défavorables, généralement lorsque la maladie est déjà à un stade avancé, les tumeurs secondaires peuvent à leur tour générer de nouvelles métastases. Ce phénomène désigné par le nom de **cascade métastatique** est très difficile à endiguer.

L'immunité anti-tumorale

Notre corps possède un formidable **système de défense** ou **système immunitaire**, qui lui permet de refouler et de détruire le plus rapidement possible les substances ou cellules étrangères (bactéries, par exemple) qui y pénètrent. Ce rôle de défense incombe à différents types de globules blancs – des cellules sanguines capables d'identifier les structures étrangères à l'organisme afin de les attaquer directement ou indirectement, en produisant des substances capables de les détruire. L'identification des cellules étrangères repose principalement sur la présence, à leur surface, de molécules appelées **antigènes**. Présents sur toutes les cellules, qu'elles soient propres à l'organisme ou extérieures à lui, ces antigènes sont des signaux de reconnaissance qui permettent aux globules blancs d'identifier les hôtes indésirables et de les distinguer de nos propres cellules. Ainsi par exemple, les bactéries présentent des antigènes différents des nôtres, ce qui permet à notre système immunitaire de les identifier comme étrangères et de les éliminer. Idem pour les cellules provenant d'un autre individu. Les globules blancs n'agresseront par contre pas nos propres cellules, dont ils (re)connaissent les antigènes.

Nous avons déjà expliqué que nos globules blancs sont capables d'attaquer les hôtes indésirables de façon directe mais aussi de façon indirecte, en produisant des substances pour les détruire. Ces dernières, appelées **anticorps** ou **immunoglobulines**, sont capables de se lier aux antigènes (étrangers) afin d'enclencher le processus de destruction des intrus (souvent en les endommageant pour les faire « éclater »). Nos globules blancs peuvent être comparés à des soldats, et les anticorps à des armes conçues pour annihiler les agresseurs.

On peut évidemment se demander si les cellules cancéreuses ne pourraient pas elles aussi devenir la cible de nos défenses immunitaires. Pour répondre à cette question, il faut avant tout savoir si ces cellules malades sont considérées comme appartenant à notre organisme ou pas, en d'autres mots si elles possèdent ou non les mêmes antigènes que nos cellules saines. Si oui, on peut supposer qu'elles échapperont à nos défenses ; dans le cas contraire, elles devraient logiquement être attaquées et éliminées par nos globules blancs. Les faits contredisent évidemment la seconde hypothèse : si les cellules malignes étaient détruites par notre système immunitaire, le cancer ne serait pas une maladie aussi fréquente chez l'homme ! Comme ces cellules malades sont bien issues de nos propres tissus, il est assez logique que leurs antigènes soient les mêmes que ceux des tissus normaux.

Pourtant, les choses ne sont en réalité pas si simples, car on observe dans nombre de tumeurs que des cellules immunitaires actives se concentrent à proximité des cellules malignes, ce qui laisse bien suspecter une certaine mobilisation de nos défenses. Les cancers du sein ou de l'intestin, par exemple, peuvent donner lieu à des réactions inflammatoires. On peut en conclure que notre système immunitaire s'efforce bien dans certains cas de combattre les cellules anormales, même si cette réaction n'est manifestement pas suffisante pour endiguer le développement de la tumeur. Une hypothèse (non confirmée) soutient même que des cellules cancéreuses se forment en réalité très régulièrement dans l'organisme, mais que nos défenses parviennent à éliminer l'immense majorité d'entre elles. Selon cette théorie, ce n'est que dans les rares cas où l'une de ces cellules malignes passe entre les mailles du filet et parvient à se multiplier que la maladie se développe.

L'existence de cette immunité anti-tumorale laisse donc supposer qu'il existe des antigènes spécifiques aux cellules cancéreuses, qui ne se retrouvent pas – ou pas dans la même mesure – sur les cellules normales. Et effectivement, les nombreux travaux scientifiques consacrés à la question ont permis d'identifier un certain nombre d'**antigènes tumoraux** spécifiquement associés à certaines cellules malignes. Ils proviennent souvent d'une mutation ou du virus responsable du cancer en question; dans certains cas, il peut aussi s'agir d'antigènes hérités du stade embryonnaire mais normalement absents des cellules matures. Ces antigènes tumoraux sont l'indice qui permettra au système immunitaire d'identifier et d'attaquer les cellules malignes.

Reste à comprendre pourquoi nos défenses ne sont pas toujours capables d'étouffer un cancer naissant et comment certaines cellules malades parviennent à lui échapper et à poursuivre leur multiplication... Plusieurs hypothèses ont été avancées : il est par exemple possible que les antigènes tumoraux soient trop peu visibles ou peu reconnaissables par nos cellules immunitaires. Ou que nos défenses ne parviennent plus à suivre, soit parce que les cellules malignes se divisent et se développent trop rapidement, soit parce que la tumeur produit des substances capables de les affaiblir. La question est loin d'être résolue et fait encore l'objet de bien des recherches. Au chapitre 6, nous reviendrons sur le rôle de l'immunité anti-tumorale dans une nouvelle forme de traitement, l'**immunothérapie**, qui s'efforce de renforcer nos défenses pour qu'elles attaquent les cellules cancéreuses de façon plus ciblée et plus efficace.

Tumeurs solides et tumeurs liquides

La prolifération incontrôlée de cellules cancéreuses ne donne pas toujours naissance à une tumeur solide. Lorsque la maladie touche le système hématopoïétique (responsable de la formation des cellules du sang), dont le siège se trouve principalement dans la moelle osseuse, les cellules malades vont généralement continuer à circuler dans nos vaisseaux sanguins sans s'accumuler nulle part. Ce sont le plus souvent les précurseurs de globules blancs qui sont touchés, et cette forme spécifique de cancer est appelée **leucémie**. Elle se caractérise par une production massive de cellules sanguines déficientes et, bien souvent, par une anomalie au niveau des cellules souches de la moelle osseuse. Ces dernières sont responsables de la fabrication de toute une série de cellules sanguines (globules blancs, globules rouges et plaquettes essentiellement), un processus qui est normalement régulé de façon très stricte. Lorsqu'elles déraillent, elles envahissent complètement la moelle avant de se propager au reste de l'organisme au travers des vaisseaux sanguins et lymphatiques, voire même de s'introduire dans les organes vitaux.

Les leucémies nécessitent souvent une approche thérapeutique particulière. Elles relèvent du domaine médical de l'**hématologie**, tout comme les cancers des ganglions lymphatiques ou **lymphomes**.

La prolifération de cellules sanguines anormales peut être rapide (leucémie aiguë) ou au contraire beaucoup plus lente (leucémie chronique). Dans le premier cas de figure, les cellules malades n'arrivent jamais à maturité et on assiste dans des délais très brefs à une accumulation de cellules immatures. Lorsque la maturation cellulaire reste relativement préservée, on parlera de leucémie chronique. Celle-ci connaît une évolution plus lente, avec des symptômes d'apparition plus tardive. Suivant le type de globule blanc touché, on parlera de leucémie lymphoïde (qui frappe les lymphocytes) ou de leucémie myéloïde (qui s'attaque aux monocytes ou granulocytes).

2 EN QUELQUES **LIGNES**

Les tumeurs bénignes sont de simples accumulations de cellules qui restent cantonnées à leur tissu d'origine. En revanche, les tumeurs malignes – les cancers – grandissent souvent plus rapidement, envahissent les tissus avoisinants et sont susceptibles de libérer des cellules qui vont se propager un peu partout dans l'organisme pour former des métastases.

Une autre caractéristique des tumeurs malignes est qu'elles sont capables de se doter de leurs propres vaisseaux sanguins.

Notre système immunitaire tente en général de combattre les cellules cancéreuses, considérées comme anormales, mais souvent, cette réaction n'est pas suffisante pour endiguer le développement de la tumeur.

3 QUELQUES CHIFFRES

Épidémiologie

L'**épidémiologie** est la science qui étudie à quelle fréquence certains phénomènes (en particulier des maladies) se manifestent et se propagent au sein de la population, afin de dresser un tableau global de ces données. Dans le domaine des cancers, les recherches épidémiologiques s'intéressent donc à la survenue des tumeurs (quand et comment), mais aussi à tout ce qui concerne leurs causes et leur mortalité. Plus concrètement, elles pourront par exemple chercher à déterminer comment a évolué la fréquence du cancer du sein dans notre pays entre 1990 et aujourd'hui et combien de patientes en sont décédées.

Pour combattre et prévenir une maladie, il est évidemment aussi très important d'en étudier les causes. Ce n'est en effet que si l'on sait quels sont les facteurs et circonstances qui déterminent ou influencent son apparition/disparition qu'il sera possible de prévoir des mesures et dispositifs ciblés. Et heureusement, les recherches épidémiologiques ont déjà fortement contribué à la découverte des mécanismes d'apparition du cancer, mais aussi à notre connaissance des substances cancérigènes.

Les données épidémiologiques sont souvent présentées sous la forme de statistiques d'incidence et de mortalité. L'**incidence** correspond au nombre de (nouveaux) cas qui surviennent dans une population donnée, tandis que la **mortalité** recouvre le nombre de personnes qui décèdent des suites de la maladie.

L'**incidence** du cancer peut s'exprimer par le nombre de nouveaux cas qui surviennent dans une population en l'espace d'une année, par exemple le nombre de nouveaux cas par an pour 100 000 habitants en Europe. Il ne faut toutefois pas confondre l'incidence avec la **prévalence**, qui correspond au nombre de personnes atteintes d'une maladie donnée à un moment donné (un chiffre qui inclut donc non seulement les nouveaux cas, mais bien l'ensemble des cas qui existent à ce point dans le temps). Le fait qu'une affection présente une incidence élevée signifie qu'un grand nombre de personnes en seront atteintes à un moment ou l'autre… mais cela ne l'empêche pas d'avoir une faible prévalence si, par exemple, elle guérit très rapidement. De nombreux pays disposent de registres du cancer scrupuleusement tenus à jour, qui permettent de suivre très précisément l'évolution de l'incidence, de la prévalence et de la mortalité qui y sont associées. En France, il existe un dispositif de surveillance épidémiologique des cancers résultant d'un partenariat entre le réseau français des registres du cancer (Francim), l'Institut de veille sanitaire (InVS), l'Institut national du cancer (INCa) et le service de biostatistique des Hospices civils de Lyon (HCL). En Belgique, le registre (unique) dépend de la Fondation Registre du cancer.

Répartition et fréquence du cancer

Dans le monde occidental, environ une personne sur trois sera victime d'un cancer au cours de sa vie. On enregistre chaque année environ 355 000 nouveaux cas de cancer en France et près de 65 000 nouveaux cas en Belgique. Le risque est légèrement plus élevé chez les hommes : leur probabilité d'être confrontés à ce type de diagnostic avant l'âge de 75 ans est d'environ 35 %, contre 26 % chez les femmes.

Dans la majorité des pays industrialisés, le cancer figure en deuxième place dans la liste des causes de décès les plus fréquentes. Le haut du classement est généralement occupé par les maladies cardiovasculaires – du moins chez les sujets adultes. Chez les enfants, ce sont assez tristement les accidents de la circulation qui constituent la cause de mortalité la plus courante, là aussi devant les cancers.

Il est important de savoir où dans l'organisme le cancer est susceptible d'apparaître et de se développer, car le décours de la maladie et ses chances de guérison peuvent être complètement différents en fonction de sa localisation d'origine. Nous avons vu dans les chapitres précédents que le cancer peut en principe apparaître partout où se produisent des divisions cellulaires, puisque c'est au cours de ce processus que survient l'anomalie qui en est responsable. Autant dire qu'*a priori*, la quasi-totalité de nos tissus et organes sont concernés… Et pourtant, on observe que la fréquence des tumeurs varie sensiblement d'un endroit du corps à l'autre ! Pour autant que les scientifiques soient parvenus à expliquer cette variation, elle semble liée aux paramètres suivants :

1. La vitesse à laquelle les cellules du tissu / de l'organe se divisent (plus le nombre de divisions est élevé, plus le risque de « dérapage » est important).
2. L'environnement (certains tissus ou organes semblent présenter un environnement moins favorable à la division rapide des cellules cancéreuses).
3. Le degré d'exposition du tissu ou de l'organe à des substances cancérigènes (certains organes, comme les poumons ou le gros intestin, entrent plus souvent en contact avec des substances nocives).

D'autres facteurs peuvent toutefois également avoir un rôle à jouer, notamment certaines hormones (par ex. dans les cancers du sein ou de la thyroïde) ou certaines particularités génétiques.

La figure ci-dessous présente les régions du corps les plus fréquemment touchées chez l'homme et chez la femme.

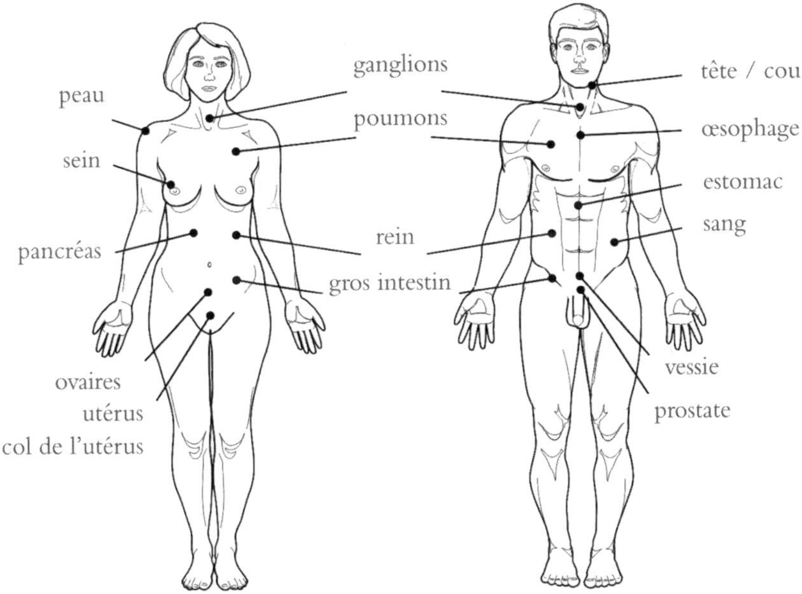

Le cancer du sein est de loin la tumeur la plus fréquente chez la femme (près de 35 % du nombre total de cas), suivi du cancer de l'intestin et du cancer du poumon. Chez les hommes, le trio de tête se compose du cancer de la prostate (25 %), du cancer du poumon et du cancer de l'intestin.

L'incidence du cancer augmente aussi avec l'âge, comme le montre le graphique ci-dessous.

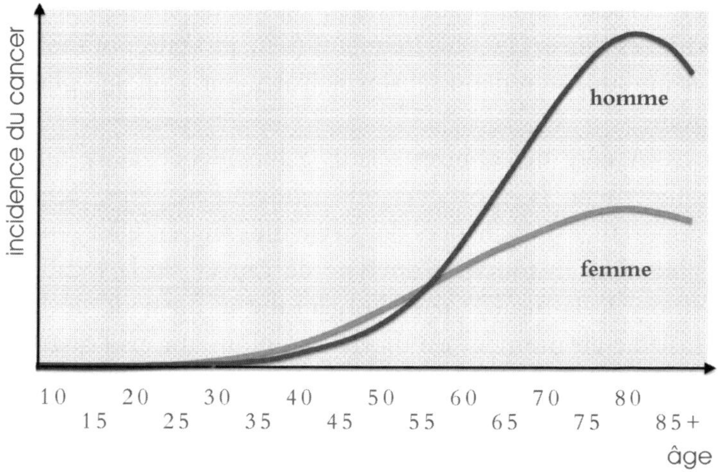

Nous avons déjà exposé au chapitre 1 la principale raison de ce phénomène : une accumulation d'erreurs dans les cellules tout au long de la vie, ce qui accroît progressivement le risque de cancer à mesure que nous vieillissons. Environ 65 % des femmes et 75 % des hommes atteints de cancer sont âgés de soixante ans ou plus au moment du diagnostic. L'incidence commence surtout à augmenter après cinquante-cinq ans chez les hommes et un peu plus tôt chez les femmes.

Comme l'illustre également le graphique, le cancer est très rare chez les enfants. Si la maladie se manifeste dans cette classe d'âge, il s'agira le plus souvent d'une leucémie (cancer du sang) ou d'une tumeur du cerveau ou du rein. Chez les jeunes adultes et les sujets d'âge mûr, on rencontre surtout des leucémies et des tumeurs du cerveau, de la peau, des testicules et du col de l'utérus. Les cancers les plus fréquents (sein, prostate, poumon et intestin) se rencontrent principalement à un âge plus avancé.

À côté des chiffres relatifs à l'incidence, ceux qui concernent la mortalité ont évidemment aussi leur importance. Les chances de survie diffèrent en effet sensiblement en fonction du type de cancer, de la localisation de la tumeur dans l'organisme et du stade de la maladie au moment du diagnostic. Nous aurons l'occasion de revenir plus en détail sur ces aspects au chapitre 5, après nous être arrêtés un instant aux causes, aux symptômes et au diagnostic.

Évolution de l'incidence et de la mortalité par cancer

Tant l'incidence du cancer que la mortalité qui y est associée ont évolué au fil du temps, et ce aussi bien à court qu'à plus long terme. L'évolution de la mortalité par cancer dans le monde occidental depuis les années 1930 constitue une donnée particulièrement intéressante. Les graphiques ci-dessous en donnent un aperçu pour quelques types de cancer.

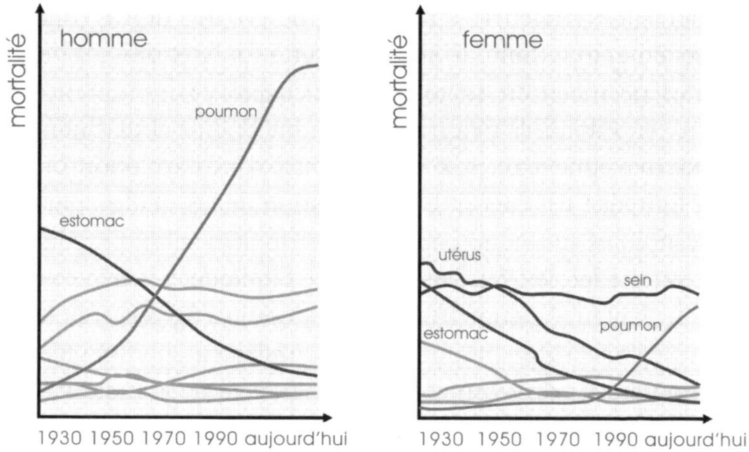

L'évolution la plus frappante au cours de cette période réside indéniablement dans la progression absolument spectaculaire de la mortalité due au cancer du poumon, observable dans les deux sexes mais en particulier chez l'homme. Il ne fait aucun doute que c'est le tabagisme (qui s'est fortement développé à partir des années 1930 chez l'homme et 1960 chez la femme) qui est responsable de cette flambée. Vu la persistance de cette mauvaise habitude, on prévoit que le nombre de décès provoqués par le cancer du poumon en Europe augmentera encore dans les années à venir, en particulier chez la femme.

Un autre constat intéressant est que la mortalité associée aux tumeurs de l'estomac a fortement chuté entre les années 1930 et les années 1970. Cela s'explique par la généralisation de l'emploi du réfrigérateur et le net recul du recours au salage pour la conservation des aliments. Les tumeurs de l'utérus et du col de l'utérus sont également en diminution, grâce cette fois aux progrès de la médecine et du dépistage (voir chapitre 4).

Ces données montrent bien à quel point des facteurs externes jouent un rôle fondamental dans l'évolution de la mortalité par cancer. L'interprétation de ces chiffres doit néanmoins aussi tenir compte d'une foule d'autres facteurs tels que l'âge, le sexe, l'appartenance ethnique et la géographie. Certains paramètres cliniques comme la prévention ou les traitements disponibles ont également une grande importance : dans certains cancers, le recul de la mortalité s'explique clairement par l'association d'une meilleure prévention, d'un diagnostic précoce grâce au dépistage et d'une amélioration des modalités thérapeutiques. C'est notamment le cas pour certaines tumeurs de l'intestin ou pour le cancer du col de l'utérus. Le nombre de décès associés au cancer du sein ne recule par contre pas de façon spectaculaire en dépit d'immenses progrès au niveau du traitement, car ceux-ci sont contrebalancés par une augmentation mal expliquée de son incidence au cours des dernières années. Les experts prévoient que l'incidence des cancers continuera à augmenter au cours des années à venir, et il est donc essentiel de continuer à stimuler la recherche scientifique dans ce domaine.

Une comparaison avec d'autres pays suggère que l'incidence du cancer en France et en Belgique (toutes tumeurs confondues) figure parmi les plus élevées d'Europe – un constat qui se vérifie dans les deux sexes, mais particulièrement chez les hommes. Chez ces derniers, ces chiffres s'expliquent surtout par l'incidence élevée des cancers de la prostate et du poumon. Le tableau ci-dessous donne une idée de l'incidence du cancer dans différents pays d'Europe, classés par ordre de fréquence décroissant. Il ne s'agit bien sûr ici que d'une sélection de données, mais elle permet à chaque pays de se situer clairement parmi ses voisins.

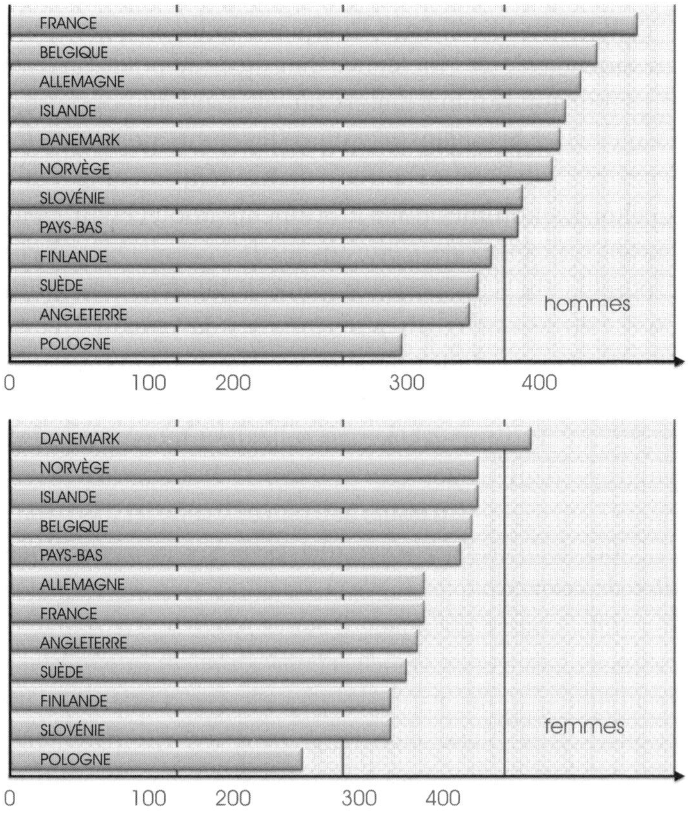

incidence du cancer
(par 100 000 habitants)

L'analyse de la manière dont a évolué l'incidence de différents types de tumeurs dans un passé récent met en lumière quelques tendances particulièrement révélatrices. La fréquence des cancers de la tête et du cou (dont les principaux facteurs de risque sont le tabagisme et une forte consommation d'alcool) est par exemple restée pratiquement inchangée chez les hommes depuis 1999, alors qu'elle a augmenté chez les femmes, en particulier dans le groupe des 60-74 ans. On observe également une progression rapide de l'incidence du cancer du poumon dans la population féminine, alors qu'elle tend au contraire à reculer chez les sujets masculins. Il semble donc que les femmes évoluent peu à peu vers un risque comparable à celui des hommes pour les tumeurs associées au tabagisme. Le cancer de l'intestin a par contre légèrement progressé chez les hommes entre 1999 et 2005, tandis qu'il est resté stable chez les femmes au cours de cette même période. Enfin, l'incidence des tumeurs du sein semble aujourd'hui en passe de diminuer après avoir augmenté jusqu'en 2003, mais celle des cancers cutanés a progressé dans les deux sexes entre 1999 et 2006.

Les chiffres et tableaux de ce chapitre proviennent de l'Institut de veille sanitaire (INVS) (France) et de la Fondation Registre du cancer (Belgique)

3 EN QUELQUES LIGNES

Dans le monde occidental, environ une personne sur trois sera victime d'un cancer au cours de sa vie. Le risque est légèrement plus élevé chez les hommes : leur probabilité d'être confrontés à ce type de diagnostic avant l'âge de 75 ans est d'environ 35 %, contre 26 % chez les femmes. L'âge moyen d'apparition d'un cancer se situe au-delà de 60 ans.

Les cancers les plus fréquents chez l'homme sont les cancers de la prostate, du poumon et le cancer colorectal. Chez la femme, le cancer du sein vient en premier, suivi du cancer colorectal et du cancer du poumon.

L'évolution la plus frappante de ces dernières décennies est indéniablement la progression spectaculaire du cancer du poumon. Il ne fait aucun doute que c'est le tabac qui est responsable de cette flambée. Par contre, l'incidence des tumeurs du sein semble aujourd'hui en passe de diminuer après avoir augmenté jusqu'en 2003. Celle des cancers cutanés est en progression constante.

Chez les enfants, le cancer est très rare, et il s'agit alors le plus souvent d'une leucémie (cancer du sang) ou d'une tumeur du cerveau ou du rein.

4 CAUSES ET PRÉVENTION

Les causes du cancer

Comme nous l'avons expliqué au chapitre 1, un cancer se développe lorsqu'une cellule « déraille » au cours de son processus de division pour devenir une entité maligne extrêmement agressive et capable de se diviser à toute vitesse. Nous savons également que ce phénomène est provoqué par des erreurs de duplication du matériel génétique, en particulier au niveau des oncogènes et des gènes suppresseurs de tumeurs. Mais cela ne nous apprend pas encore *pourquoi* une cellule déraille ni quelles sont finalement les causes de la maladie.

Répondre à cette question reste aujourd'hui très délicat. D'une part parce que le cancer est une affection polymorphe qui peut se manifester un peu partout dans l'organisme par différents types de tumeurs dont les causes peuvent être différentes. D'autre part parce qu'il résulte d'un processus en plusieurs étapes, au fil desquelles toute une série d'erreurs (génétiques) vont progressivement s'accumuler au sein d'une même cellule pour finalement provoquer la maladie… Et comme ce processus d'accumulation des erreurs prend souvent plusieurs années, on devine qu'il n'est pas possible de mettre le doigt sur une cause précise et unique !

Des travaux scientifiques de longue haleine ont toutefois déjà permis de lever un coin du voile : tant les recherches fondamentales sur la division cellulaire que les études épidémiologiques ont beaucoup amélioré notre connaissance des mécanismes d'apparition et des causes du cancer. Nous savons aujourd'hui que les erreurs de copie – qui déboucheront, finalement, sur la formation d'une cellule maligne – peuvent survenir de trois manières :

1. Premièrement, de façon **spontanée**. Sachant que notre corps connaît plusieurs millions de divisions cellulaires par seconde, la survenue d'erreurs purement fortuites n'est évidemment pas impensable. Il est toutefois probable que ces incidents sont extrêmement rares, car le processus de division cellulaire est régulé de façon très stricte et encadré par une série de mécanismes de contrôle qui se chargent de rectifier la situation au moindre problème (voir chapitre 1).
2. Deuxièmement, il arrive également que les cellules déraillent plus rapidement à cause d'une **anomalie héréditaire**. Cela suppose que l'individu ait reçu de l'un de ses parents (voire des deux) de l'ADN comportant *déjà* une ou plusieurs fautes de copie. Cela peut déboucher soit sur la formation immédiate d'une cellule cancéreuse, soit sur un sujet sain mais porteur de mutations dès sa naissance. Comme ces per-

sonnes possèdent déjà un « capital de départ » de mutations, le nombre de nouvelles erreurs nécessaires pour provoquer un cancer sera plus vite atteint chez elles.

3. Troisièmement, enfin, il peut arriver que le risque d'erreurs augmente sous l'effet d'**influences externes** qui perturbent la division cellulaire. Nous avons déjà évoqué l'exemple du tissu pulmonaire soumis à l'influence du tabac. Tant que le processus de multiplication des cellules n'est soumis à aucune interférence, les fautes de copie restent vraisemblablement exceptionnelles. En cas d'exposition à des influences néfastes, elles risquent toutefois de survenir de façon beaucoup plus fréquente et beaucoup plus rapide.

Il est probable que ce troisième aspect, l'impact de facteurs externes ou environnementaux, joue un rôle prépondérant dans l'apparition de la plupart des tumeurs (80 à 90%). Les cancers résultant d'une anomalie héréditaire ou d'une erreur spontanée seraient au contraire beaucoup moins nombreux. Les facteurs extérieurs qui jouent un rôle causal dans l'apparition d'un cancer sont appelés **carcinogènes ou agents cancérigènes**. Ils font l'objet de différentes classifications, dont la plus claire consiste simplement à distinguer les facteurs chimiques, physiques et biologiques – trois groupes que nous examinerons un peu plus en détail dans la suite de ce chapitre.

Une autre classification fait la différence entre facteurs environnementaux, personnels et professionnels.

Les études épidémiologiques sont souvent riches d'enseignements quant aux paramètres environnementaux tels que la pollution, les radiations naturelles, les substances toxiques présentes dans l'alimentation, les pesticides, etc. Les facteurs personnels sont les carcinogènes auxquels est exposé (souvent de sa propre initiative) un individu donné. Les plus importants sont le tabac, l'alimentation (graisses, alcool…), le soleil ou le banc solaire et l'hygiène de vie personnelle (sédentarité notamment). Les facteurs professionnels, enfin, concernent surtout les travailleurs de l'industrie chimique et nucléaire, souvent exposés de façon excessive à des carcinogènes chimiques ou physiques.

D'autres problèmes de santé (certaines inflammations chroniques de l'intestin ou maladies des voies respiratoires, par exemple) sont également susceptibles d'accroître le risque d'apparition d'un cancer. Les patients qui en sont atteints font toutefois l'objet d'une surveillance plus rapprochée (voir plus loin).

Carcinogènes chimiques, physiques et biologiques

Les **carcinogènes chimiques** sont des substances chimiques susceptibles d'exercer une influence délétère sur la cellule et sur son processus de division. Les dégâts concrets qu'ils provoquent dépendent évidemment de la nature, de l'intensité et de la durée de l'exposition, mais aussi de facteurs liés à l'individu.

Certains agents cancérigènes peuvent initier un cancer en provoquant à un stade précoce des mutations de l'ADN et donc l'apparition d'erreurs. D'autres en favorisent le développement, en accélérant la croissance d'une tumeur déjà initiée par ailleurs. La sensibilité à un agent cancérigène chimique donné peut aussi varier en fonction de la personne, de l'organe ou du tissu qui y est exposé.

De nombreux carcinogènes proviennent de l'industrie chimique. Il n'est donc pas surprenant que le cancer ait connu une incidence plus élevée chez les travailleurs de ce secteur, en particulier au cours de la première moitié du XXe siècle. La pollution environnementale accrue, à laquelle l'industrie, l'agriculture et la circulation ont fortement contribué, libère également de nombreux agents cancérigènes dans l'air, le sol et les eaux de surface. Il n'existe toutefois que très peu d'études bien documentées à ce sujet, tant et si bien qu'il est difficile d'établir des liens précis avec l'incidence et la mortalité des cancers.

Avec plus de quatre mille composants toxiques et cancérigènes, la **fumée du tabac** est de loin la principale cause externe de cancers. Le tabagisme est responsable de 30 % de la mortalité par cancer et de 80 à 90 % de l'incidence des tumeurs pulmonaires. En d'autres termes, si la cigarette n'existait pas, environ un décès par cancer sur trois et près de neuf tumeurs pulmonaires sur dix pourraient être évités ! En outre, alors que les spécialistes ont longtemps cru que les effets cancérigènes du tabac étaient limités aux poumons, à la région de la tête et du cou (lèvres, langue, gorge), à la vessie, au pancréas, aux reins et à l'œsophage (surtout en combinaison avec l'alcool dans ce dernier cas), il est récemment apparu que fumer accroît également l'incidence des cancers de l'estomac et du foie. Des études ont même trouvé un lien entre le tabagisme et la survenue de leucémies et de tumeurs du col de l'utérus et de l'intestin. Le tabac est donc bel et bien la cause de cancers la plus évidente et la plus fréquente au monde

On a sans doute peine à le croire aujourd'hui, mais le cancer du poumon a été une maladie tout à fait exceptionnelle jusqu'à la fin du XIXe siècle. C'est vers cette époque que la consommation de cigarettes a connu une forte progression, suivie vers 1910 d'une flambée du nombre de cancers du poumon. Dans un premier temps, le lien entre ces deux phénomènes a toutefois été un peu occulté par une série d'autres événements ou évolutions survenus au cours des premières décennies du XXe siècle : la pollution, le trafic automobile, les gaz toxiques de la Première Guerre mondiale, etc. S'ajoute à cela qu'il s'écoule souvent plus de vingt ans entre la première cigarette et l'apparition de la maladie, et que cet effet toxique différé était pour la médecine de l'époque une notion complètement nouvelle. Dans l'entre-deux-guerres, de plus en plus de scientifiques ont toutefois commencé à incriminer le tabac dans cette augmentation massive de l'incidence du cancer du poumon et de la mortalité qui y était associée.

Dans les années 1960, des études à grande échelle réalisées principalement aux États-Unis ont confirmé ce lien de façon formelle. Cette découverte – la plus importante jamais réalisée dans le domaine de l'épidémiologie oncologique – n'a toutefois fait son chemin que très lentement dans l'esprit du grand public. Ce n'est donc que dans les années 1980 que la consommation de tabac a enfin commencé à reculer dans le monde industrialisé. Mais entretemps, les cigarettiers avaient découvert dans les pays en voie de développement un nouveau marché prometteur… Tant et si bien qu'il aura fallu attendre le tournant du nouveau millénaire pour que la consommation mondiale se mette elle aussi à baisser. D'après des estimations réalisées par l'Organisation mondiale de la santé, le tabac aurait déjà fait quelque cent millions de victimes au cours du XXe siècle et devrait encore coûter la vie à plus de cent millions de personnes dans les trente années à venir. Environ un quart d'entre elles mourront d'un cancer du poumon. Cette tumeur tue donc davantage que le sida, la tuberculose, les accidents, les meurtres et les suicides réunis !

Une consommation importante d'**alcool** – en particulier lorsqu'il s'agit de boissons fortement alcoolisées, et certainement chez les fumeurs – peut également provoquer l'apparition de cancers de la bouche, de la gorge, des voies digestives, du foie ou du sein. Des études épidémiologiques ont démontré que, dans le monde occidental, l'alcool était responsable de 3 à 10% des décès par cancer. Dans certains pays ou régions (comme le département du Calvados en France), ce chiffre peut même atteindre 20% chez les hommes. L'association du tabac et de l'alcool est tout particulièrement à déconseiller, car des études ont prouvé que leurs effets néfastes se renforcent et que leur risque global dépasse donc de loin la somme de leurs risques individuels. Et si chez les non-fumeurs, on a longtemps considéré qu'une consommation limitée et modérée d'alcool (un à deux verres par jour au maximum) ne présentait pas de risques, on pense depuis peu que même ces petites quantités pourraient augmenter le risque d'apparition d'un cancer. C'est pourquoi les recommandations actuelles se sont simplifiées pour devenir : évitez l'alcool.

Les carcinogènes présents dans l'**alimentation** peuvent également être une importante source de cancer, même s'il est très difficile de déterminer quels sont exactement les produits en cause. Nous avons tendance à penser que seuls les carcinogènes alimentaires proprement dits influencent l'apparition du cancer, mais les choses sont vraisemblablement beaucoup plus compliquées. Bien que la recherche ait déjà identifié un certain nombre de coupables potentiels, ceux-ci ne semblent en effet expliquer que très partiellement le lien entre cancer et alimentation – ce qui est également logique puisque cette dernière est aussi une importante source de nutriments protecteurs ou capables de neutraliser les influences cancérigènes.

Il est par ailleurs très difficile d'établir précisément le rôle de l'alimentation dans les maladies cancéreuses, qui résultent souvent de tout un jeu d'interactions entre des facteurs environnementaux et individuels. Le tableau ci-contre reprend néanmoins quelques aliments susceptibles de favoriser ou au contraire de réduire le risque de cancer. Précisons toutefois qu'un potentiel effet néfaste ne s'observe qu'en cas de consommation excessive des aliments concernés !

Potentiellement à risque en cas de consommation excessive	**Potentiellement protecteur**
viandes rouges (bœuf, porc) et viandes préparées (salées ou fumées)***	fruits et légumes **
graisses (animales)***	poisson**
sel***	céréales et pommes de terre*
sucre*	légumineuses et soja*

*** *preuves scientifiques convaincantes,* ** *preuves scientifiques limitées ou inconstantes,* * *suppositions*

Du côté des additifs, il a été clairement établi que la consommation de grandes quantités de sel peut être une cause de cancer de l'estomac. D'autres substances, telles que les colorants et les conservateurs, font l'objet d'un contrôle très strict dans les pays développés et ne peuvent en principe être utilisés que dans un cadre réglementaire bien précis. Tant que celui-ci est respecté, ces produits ne semblent pas cancérigènes. La consommation excessive et prolongée d'un même produit n'est toutefois jamais à recommander : mieux vaut donc varier son alimentation. Les édulcorants (saccharine, aspartame, cyclamate...) font également l'objet de nombreuses recherches ; là aussi, il semble jusqu'ici qu'ils ne soient pas susceptibles de favoriser l'apparition d'un cancer tant qu'ils sont utilisés en quantités modestes (et, ici encore, strictement réglementées).

Les fruits et légumes semblent avoir un effet préventif bénéfique sur l'apparition du cancer (et en particulier des tumeurs intestinales), quoique les résultats des études scientifiques réalisées à ce sujet ne soient pas toujours parfaitement univoques. Il est possible que ces aliments riches en fibres améliorent le transit et limitent ainsi la durée du contact entre les cellules intestinales (notamment) et les substances cancérigènes contenues dans l'alimentation. En outre, ils sont riches en substances saines et protectrices (vitamines, antioxydants…) et pourraient même posséder d'autres mécanismes protecteurs, qui restent toutefois souvent encore à découvrir.

Au chapitre de l'alimentation, il faut également souligner l'importance d'avoir et de conserver un poids sain. Il existe en effet des preuves scientifiques que l'excédent pondéral favorise fortement l'apparition de certaines tumeurs et qu'une alimentation irrégulière – surtout si elle est trop riche en graisses – est extrêmement néfaste pour l'organisme en général. On remarque aujourd'hui que les cancers de l'intestin, du rein et du pancréas, en particulier, sont de plus en plus fréquents chez les personnes en surpoids. L'obésité accroît également la probabilité de tumeurs œsophagiennes ainsi que des cancers du sein ou des ovaires après la ménopause. Avec la prévisible progression de ce fléau, le poids représentera certainement une cause croissante de cancers dans un proche avenir. Suivant l'évolution exacte du nombre de personnes présentant de l'obésité, on estime que celle-ci pourrait être responsable de plus de 10% de la mortalité par cancer d'ici une dizaine d'années.

Les **carcinogènes physiques** recouvrent principalement les rayonnements radioactifs et ultraviolets. À hautes doses, ces rayons peuvent en effet endommager l'ADN à tel point qu'ils provoquent la mort de la cellule – un phénomène qui est du reste aussi abondamment utilisé dans les traitements par radiothérapie (voir chapitre 6). À des doses plus faibles, ils provoquent logiquement des dégâts et mutations génétiques plus limités, mais qui peuvent être responsables de l'apparition d'une tumeur. Globalement, la proportion de cancers provoqués par l'exposition à des **rayons radioactifs** est relativement faible (2 % environ de tous les cancers). Les principales sources d'irradiation sont ici le rayonnement naturel (e.a. cosmique et tellurique, radon) et certaines techniques diagnostiques (scanners, radiographies…) ou thérapeutiques, auxquelles peuvent s'ajouter (suivant les régions) les armes de guerre et les accidents nucléaires. Ces derniers peuvent avoir un certain impact sur les données épidémiologiques (Tchernobyl, Fukushima), quoique les rapports les plus récents laissent entendre que les effets sur la population générale sont restés relativement limités.

La principale source de **rayonnement ultraviolet** est évidemment le soleil, mais les bancs solaires sont également des pourvoyeurs non négligeables. En excès, les UV peuvent provoquer des cancers cutanés en induisant des mutations de l'ADN dans les cellules de la peau en cours de division. Pas question toutefois de s'enfermer dans le noir, car notre organisme a aussi besoin de soleil, notamment pour produire suffisamment de vitamine D. Il faut donc s'exposer avec mesure et en respectant quelques règles. L'exposition à un rayonnement très intense (par ex. en milieu de journée) ou trop prolongée est formellement déconseillée. Si c'est inévitable (comme par ex. dans le cas des travailleurs en extérieur), il faudra prendre les précautions nécessaires, notamment en appliquant une crème solaire à haut indice de protection ou en se mettant régulièrement à l'ombre. L'usage du banc solaire aussi est à proscrire, car ses rayons accélèrent le vieillissement cutané et peuvent, à plus long terme, favoriser l'apparition de certains cancers. Et, contrairement à ce que l'on entend parfois dire, il ne « prépare » absolument pas la peau au soleil, pas plus qu'il ne la « protège » !

Ces dernières années, les chercheurs ont également commencé à s'intéresser davantage aux **rayonnements électromagnétiques** produits par exemple par les téléphones portables ou les fours à micro-ondes. Dans l'état actuel de nos connaissances, rien ne permet toutefois de supposer que la préparation d'aliments au four à micro-ondes s'accompagnerait d'un risque accru de cancer. En ce qui concerne l'éventuel potentiel carcinogène du

Entamé en 1995, le développement de la téléphonie mobile n'a commencé à prendre de l'ampleur que vers l'an 2000. Comme il faut souvent plusieurs dizaines d'années de recul pour établir avec certitude l'impact de ce type d'évolution sur la santé et les maladies de l'homme (et en particulier sur le cancer), il est encore trop tôt pour conclure à la présence ou l'absence d'un lien de cause à effet entre l'utilisation d'un téléphone portable et les cancers. Les dernières études en date n'ont observé aucun impact significatif, téléphone portable, les données dont nous disposons permettent d'affirmer que les ondes qu'ils émettent ne sont pas suffisamment énergétiques pour produire des mutations de l'ADN et donc déclencher des cancers. Par contre, nous ne disposons pas encore de données suffisamment concluantes pour pouvoir écarter la possibilité qu'ils accélèrent, par le réchauffement des tissus qu'ils provoquent, l'évolution d'une tumeur cérébrale préexistante.

mais l'Organisation mondiale de la santé a malgré tout décidé, il y a quelque temps, de les classer comme « carcinogènes possibles », étant donné l'absence de certitude et en vertu du principe de précaution. L'augmentation du risque concernerait essentiellement certaines tumeurs cérébrales, mais des recherches sont encore en cours pour d'autres formes de la maladie. En attendant d'en savoir plus, mieux vaut donc utiliser les téléphones portables avec une certaine prudence ; on évitera en particulier d'y exposer les enfants (dont le crâne est moins épais) et de tenir l'appareil trop près de leur oreille. Ces conseils valent également pour les adultes : limitez la fréquence et la durée des conversations et tenez l'appareil à un ou deux centimètres de votre tête (ou, mieux, utilisez une oreillette).

À côté des carcinogènes chimiques et physiques, certains agents **biologiques** sont également susceptibles de provoquer l'apparition de tumeurs, fût-ce dans une bien moindre mesure. Cette catégorie recouvre surtout des virus, mais aussi quelques parasites ou bactéries. À l'échelon mondial, on estime qu'environ 10% des cancers sont liés à une infection virale ou bactérienne (cette proportion étant toutefois plus élevée dans les pays en voie de développement).

C'est ainsi que le virus de l'hépatite joue un rôle dans l'apparition de cancers du foie et que celui du sida a été associé à certaines tumeurs de la peau. Du côté des bactéries, le carcinogène le plus connu est sans doute *Helicobacter pylori,* un micro-organisme qui provoque des infections gastriques et peut, à terme, être responsable de l'apparition d'un cancer. Heureusement, nous disposons aujourd'hui d'antibiotiques efficaces pour le combattre.

Mais le mieux connu aujourd'hui des virus oncogènes est le **papillomavirus humain** (HPV), qui est responsable du cancer du col de l'utérus. Les virus HPV sont une famille de virus extrêmement répandue, et 80 % des femmes (et des hommes) en hébergent de temps à autre pendant la période de vie sexuelle active. Dans l'immense majorité des cas, ces infections sont inaperçues, passagères, et guérissent spontanément sans traitement. Mais il arrive que le virus s'installe de façon chronique dans la muqueuse du col de l'utérus et qu'il y provoque, après plusieurs années, des lésions (pré-)cancéreuses. Depuis quelques années, on voit également augmenter d'autres cancers dont l'existence est probablement liée à la présence de virus HPV : les cancers de la gorge, de l'anus, de la verge et de la vulve.

L'existence de ces causes biologiques à caractère infectieux soulève évidemment la question d'une éventuelle transmission du cancer. On ne soulignera toutefois jamais assez que la tumeur elle-même n'est jamais contagieuse : il est impossible de l'attraper au contact d'une personne qui en est atteinte.

Enfin, pour terminer cette section sur les agents cancérigènes externes, rappelons une fois encore que c'est surtout au cours de la division que les cellules sont très sensibles à l'influence néfaste de ces agents, ce qui explique pourquoi les tissus ou organes où les divisions se succèdent à un rythme soutenu sont aussi les plus sensibles aux mutations provoquées par des causes externes. C'est également pour cette raison que l'exposition aux carcinogènes est à éviter tout particulièrement chez les enfants, dont l'organisme est encore en plein développement. Il faudra notamment bien les protéger des ultraviolets et du tabagisme passif, sous peine de voir leur ADN affligé d'erreurs de copie dès leur plus jeune âge (voir le passage « Un processus en plusieurs étapes » dans le chapitre 1). À la lumière de ces connaissances, il est aussi particulièrement regrettable que tant de jeunes commencent à fumer à un moment où leurs poumons connaissent encore des divisions cellulaires intensives – et c'est dire l'importance des lois, campagnes de prévention et autres mesures ciblant ce public bien particulier…

Cancer et hérédité

La majorité des cancers (de 90 à 95%) sont considérés comme non héréditaires. Comme déjà expliqué, la maladie résulte en effet d'un processus en plusieurs étapes, l'accumulation d'erreurs successives au niveau des gênes étant nécessaire à la transformation d'une cellule maligne. Dans la plupart des cas, ces erreurs surviennent au cours de la vie de l'individu (généralement sous l'effet d'influences externes, voir plus haut), mais il arrive aussi qu'il s'agisse d'anomalies déjà présentes dans l'ADN de l'un des parents. Dans ce cas de figure, le risque de développer la maladie sera sensiblement accru. L'existence d'un cancer familial – une tumeur bien spécifique (intestinale ou du sein notamment) qui se retrouve chez un nombre anormalement élevé de personnes apparentées – peut trahir la présence d'une telle mutation héréditaire.

Des recherches génétiques approfondies ont permis d'identifier plusieurs formes héréditaires de cancer, dont les plus connues sont certaines formes de cancer du sein, de l'intestin ou des ovaires, le rétinoblastome (une tumeur héréditaire de la rétine) et certaines tumeurs embryonnaires.

Les personnes porteuses d'une mutation génétique susceptible de dégénérer en cancer courent évidemment un risque nettement plus élevé d'en être effectivement victimes. La probabilité de développer la maladie dépend toutefois aussi de facteurs individuels, et l'existence d'une prédisposition génétique ne signifie donc pas que la personne attrapera la maladie à coup sûr. Elle fera néanmoins l'objet d'un suivi attentif afin de détecter une éventuelle tumeur le plus rapidement possible, à un moment où elle peut encore être facilement traitée.

Dans la pratique clinique, l'éventualité d'une cause génétique ne sera examinée que lorsque plusieurs membres d'une même famille ont été victimes d'un même type de cancer. Cette évaluation reposera sur une série de questionnaires médicaux et d'analyses génétiques réalisées chez tous les membres de la famille, en collaboration avec un centre de génétique médicale.

À titre d'exemple, arrêtons-nous brièvement sur les formes héréditaires du cancer du sein. On estime que 5 à 10% (seulement) de l'ensemble des tumeurs du sein découlent d'une prédisposition génétique héritée des parents. Plusieurs gènes associés à une forme héréditaire de cancer du sein ont été identifiés ces dernières années ; le premier gène suppresseur de tumeurs BRCA1 (BReast CAncer) a ainsi été découvert en 1994, et le BRCA2 un an plus tard. Les femmes porteuses d'une mutation au niveau de l'un de ces deux gènes présentent un risque accru d'être victimes d'un cancer du sein ou des ovaires (probabilité de 55 à 85% de développer une tumeur avant leur quatre-vingtième anniversaire). Il ne fait toutefois aucun doute que d'autres gènes – encore inconnus – interviennent également dans la transmission héréditaire du cancer du sein.
La détermination de ces gènes BRCA n'est pas simple. Souvent, l'analyse n'est effectuée que dans des familles comportant (1) au moins trois personnes atteintes d'un cancer (au moins deux cancers du sein + au moins un cancer des ovaires ou au moins trois cancers du sein survenant avant cinquante ans), (2) au moins deux personnes apparentées au premier degré atteintes de plusieurs cancers avant l'âge de 50 ans ou (3) des personnes victimes d'une tumeur du sein avant l'âge de trente ans. Ce n'est qu'une fois qu'a été identifiée l'anomalie génétique responsable de la maladie dans une famille donnée qu'il sera possible d'en soumettre tous les membres à un examen préventif afin de déterminer s'ils sont ou non porteurs de la mutation.
Soulignons néanmoins une fois encore que 5 à 10% seulement des cancers du sein sont héréditaires ; la majorité des cas sont provoqués par d'autres facteurs tels que l'exposition à des carcinogènes extérieurs ou à des influences hormonales.

Prévention et dépistage précoce

Il va sans dire qu'il vaut toujours mieux prévenir, autant que possible, l'apparition et le développement d'un cancer. Pour cela, une première chose à faire est d'en éviter les causes connues, détaillées ci-dessus. On estime que la prévention permettrait d'éviter plus de 50 % des cancers : le fait de respecter un mode de vie sain et d'écarter une série de facteurs de risque permet déjà de prévenir l'apparition de bon nombre de cas.

Cette attitude consistant à se protéger du cancer en évitant ses causes est appelée **prévention** (primaire). Une seconde possibilité est d'identifier le cancer (ou des lésions précancéreuses) le plus rapidement possible en s'appuyant sur des techniques de **dépistage précoce**, **dépistage de population** ou **screening**.

Type de prévention	Objectif et méthode
Prévention (primaire)	Éviter l'exposition aux facteurs de risque connus afin de prévenir l'apparition de la maladie
Dépistage précoce Dépistage de population Screening	Dépister activement la maladie afin de pouvoir l'identifier et la soigner à un stade très précoce (durant la phase préclinique), ce qui accroît les chances de guérison

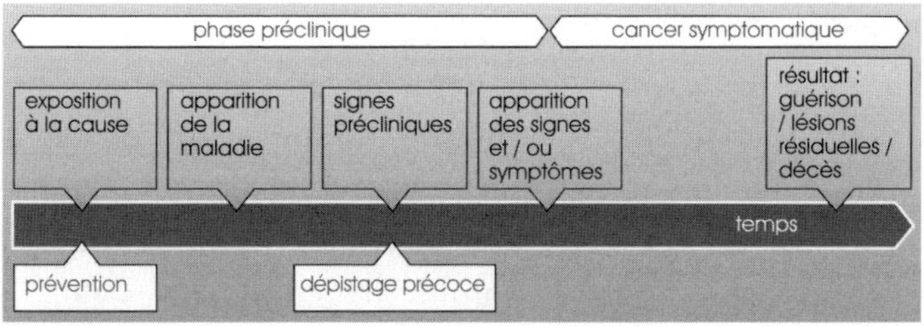

Les méthodes de dépistage précoce, de dépistage de population ou de screening sont quelquefois regroupées sous le terme générique de **prévention « secondaire »**, par opposition à la prévention « primaire » consistant à éviter les facteurs de risque connus. Au sens strict, la prévention secondaire n'en est toutefois pas vraiment une, puisqu'*elle ne permet pas de prévenir l'apparition du cancer*. Pour éviter toute confusion, nous utiliserons donc dans cet ouvrage le terme de « prévention » pour désigner la prévention (primaire) proprement dite et celui de « dépistage » pour les différentes formes de prévention secondaire.

La **prévention primaire** peut cibler la population dans son ensemble ou se concentrer sur les individus à haut risque. Les stratégies qui visent à lutter contre les facteurs sociaux, économiques et culturels susceptibles d'accroître le risque de cancer dans la population générale ont un impact non négligeable sur la survenue de nouveaux cas. Une prévention efficace à l'échelon de la population exige de la part des autorités des mesures réglementaires et fiscales fortes afin d'éviter les facteurs de risque et d'empêcher leur promotion.

Le **dépistage précoce** vise à identifier la présence d'un cancer extrêmement tôt, dès le stade préclinique, lorsque l'efficacité du traitement et les chances de

Il est par exemple du devoir des pouvoirs publics de soumettre les produits du tabac à une législation très stricte, de prendre des mesures pour en limiter la consommation et de mettre en place des campagnes dissuasives, en particulier à l'intention des jeunes. L'interdiction stricte dans le secteur de l'horeca a constitué à cet égard une mesure extrêmement importante. Une stratégie de prévention individuelle axée sur la protection des sujets les plus vulnérables peut toutefois également s'avérer très efficace chez les personnes à haut risque. On pourra par exemple recommander aux patients transplantés, très sensibles à certains cancers de la peau, d'éviter de trop s'exposer au soleil. Ces stratégies individuelles relèvent toutefois souvent plutôt du champ du dépistage précoce.

guérison sont maximales. Si un traitement efficace peut être instauré durant cette phase, il permettra de bloquer l'évolution ultérieure de la maladie et d'éviter les risques de complications et de décès qui y sont associés. Lorsqu'il est appliqué à un grand groupe de personnes, ce principe est appelé **dépistage systématique ou screening**. Les sujets qui n'ont aucun symptôme mais dont on sait qu'ils présentent un risque de cancer – par exemple du simple fait de leur âge – feront l'objet d'examens réguliers. Les tests de dépistage reposent le plus souvent sur l'imagerie (mammographie), l'examen microscopique (de cellules ou de prélèvements de tissus) ou sur des marqueurs sanguins (voir chapitre 5). Le dépistage du cancer du sein ou du col de l'utérus sont deux exemples bien connus de ce type de screening.

Les **campagnes de dépistage** du cancer du sein invitent toutes les femmes d'un groupe d'âge donné à se soumettre à un examen des seins. Habituellement, celui-ci est proposé aux femmes âgées de 50 à 74 ans (France) ou de 50 à 70 ans (Belgique) à raison d'une fois tous les deux ans et repose sur une technique d'imagerie appelée mammographie (voir chapitre 5), qui permet d'identifier les petites anomalies ou tumeurs à un stade très précoce.

Le screening du cancer du col de l'utérus vise généralement les femmes âgées de 25 à 64 ans, à qui il est proposé, tous les trois à cinq ans, un dépistage par « frottis ». L'examen consiste à prélever au niveau du col de l'utérus quelques cellules qui seront ensuite examinées au microscope dans un laboratoire afin d'identifier la présence d'éventuelles anomalies ou, depuis peu, d'une infection par papillomavirus (HPV).

Plus récemment, de nombreux pays ont mis sur pied un dépistage systématique du cancer colorectal. Celui-ci se base sur la recherche de traces microscopiques de sang dans les selles, partant du principe qu'une lésion (pré-) cancéreuse dans l'intestin saigne de façon sporadique. Cet examen se fait sur des prélèvements de selles que la personne réalise elle-même à son domicile, et qui sont ensuite envoyés dans des laboratoires de référence pour l'analyse. En France comme en Belgique, ce dépistage tout simple et très efficace s'adresse aux hommes et aux femmes de 50 à 74 ans, et doit être répété tous les deux ans.

Des campagnes de dépistage sont aussi régulièrement organisées pour les tumeurs de la prostate et de la peau. Dans le premier cas, l'examen repose sur une prise de sang qui permettra de rechercher la présence d'un marqueur tumoral, l'antigène prostatique spécifique (PSA). Dans la mesure où la valeur prédictive de ce test n'est pas optimale, le dépistage du cancer de la prostate n'est pas proposé de façon systématique à toute la population masculine mais doit être bien discuté au cas par cas avec le médecin traitant. D'autres programmes de dépistage sont également envisagés, notamment pour les cancers du poumon.

À côté des programmes de screening, on distingue aussi des stratégies de dépistage qui s'adressent à une sous-population particulièrement vulnérable (dépistage ciblé) ou même simplement à un individu à haut risque. Il arrive aussi qu'un patient déjà atteint d'une autre pathologie (parfois précancéreuse) présente un risque accru de cancer : les personnes qui souffrent de certaines inflammations chroniques de l'intestin, par exemple, ont une probabilité légèrement plus élevée de développer un cancer à ce niveau. Si ces individus sont examinés à intervalles réguliers (et de façon nettement plus fréquente que la population générale), ce risque accru n'est toutefois pas forcément synonyme d'une mortalité plus élevée.

La **vaccination contre le cancer du col de l'utérus** constitue une forme de prévention un peu particulière. Comme expliqué plus haut, la majorité des tumeurs du col utérin sont en effet provoquées par le papillomavirus humain (HPV), un virus sexuellement transmissible. Rappelons que dans la majorité des cas, il est éliminé spontanément par le système immunitaire, mais qu'il arrive néanmoins qu'il reste présent dans l'organisme de façon prolongée. C'est alors qu'il provoque des anomalies au niveau des cellules du col de l'utérus. C'est pour prévenir cela que les scientifiques ont mis au point un vaccin dirigé contre ce virus (ou plus spécifiquement contre certains sous-types plus souvent responsables de l'apparition de cancers). Ce vaccin « apprend » à notre système immunitaire à développer ses défenses contre cet agresseur spécifique. Idéalement, il devrait être administré *avant* le (premier) contact avec le virus, et donc avant les premiers rapports sexuels. Si une contamination intervient, le système immunitaire sera alors capable de détruire plus rapidement et plus efficacement le virus.

En d'autres termes, il s'agit ici d'un vaccin permettant de prévenir le cancer ; c'est ce que l'on appelle un vaccin **prophylactique**.

La recherche d'autres vaccins prophylactiques se poursuit, mais leur champ d'application restera toujours assez limité, puisque ce type de produit ne s'adresse évidemment qu'aux quelques tumeurs dont la cause est connue *et* peut être combattue par le système immunitaire.

À côté de ces vaccins prophylactiques, il existe également des vaccins **thérapeutiques** qui renforcent le système immunitaire des patients cancéreux ou lui apprennent à attaquer et détruire les cellules malignes. Ils ne servent donc pas à prévenir la maladie mais bien à la soigner. Des vaccins de ce type sont actuellement en développement notamment pour certaines leucémies et tumeurs cutanées. Nous y reviendrons brièvement au chapitre 6.

4 EN QUELQUES **LIGNES**

Comme un cancer résulte d'une accumulation d'erreurs dans les gènes d'une cellule et que cette évolution s'étend sur plusieurs années, il n'est généralement pas possible de désigner une cause précise et unique pour un cancer donné. Mais il ne fait aucun doute que l'exposition à des agents extérieurs accélère le processus.

On distingue des agents cancérigènes chimiques (tabac, alcool, alimentation…), physiques (rayonnements divers, notamment les UV) et biologiques (principalement certains virus). L'hérédité est impliquée dans 5 à 10 % des cancers.

Ne pas s'exposer aux agents cancérigènes permettrait d'éviter plus de 50 % des cancers. C'est ce que l'on appelle la prévention primaire. Quant à la prévention secondaire, elle consiste à identifier le plus rapidement possible un cancer qui ne s'est pas encore manifesté. On utilise pour cela des techniques de dépistage précoce, qui doivent avoir apporté la preuve qu'elles permettent de faire baisser la mortalité dudit cancer. Lorsqu'il est appliqué à un grand groupe de personnes, ce principe est appelé dépistage systématique ou screening. Les dépistages du cancer du sein, de l'intestin ou du col de l'utérus sont des exemples bien connus de screening.

5 SYMPTÔMES, DIAGNOSTIC ET PRONOSTIC

Les symptômes du cancer

Dès qu'une tumeur atteint une certaine taille, elle commence à interagir avec les tissus ou organes avoisinants ou même le corps tout entier, ce qui se traduit par l'apparition de symptômes visibles. Les manifestations du cancer de l'œsophage en sont un bon exemple : à mesure que la masse tumorale se développe, le patient va ressentir des douleurs à la gorge ou dans la poitrine, des difficultés à avaler, des nausées et, plus tard, une perte de poids. Il va sans dire que la localisation de la tumeur dans l'organisme détermine la majorité de ses symptômes – ou plus précisément de ses **symptômes locaux**. Ceux-ci peuvent par exemple prendre la forme d'une perturbation de fonctions telles que la respiration, la toux (cancer du poumon), la parole, la déglutition (tumeurs de la tête, du cou et de l'œsophage) ou la miction (cancers de la vessie, du rein, de la prostate), d'une modification des selles (cancer de l'intestin), de pertes de sang, de douleurs localisées ou de gonflements anormaux.

À côté de la tumeur primaire, les métastases aussi peuvent provoquer d'importants symptômes. Les poumons, le foie, les os et le cerveau sont les organes le plus souvent atteints par ces tumeurs secondaires. Leur présence peut donc se traduire par des douleurs ou dysfonctionnements au niveau de ces organes, comme par exemple en cas de douleurs dues à des métastases osseuses. Il arrive même que les premiers signes perceptibles du cancer soient ceux liés à l'apparition d'une métastase, alors que la tumeur primaire ne provoque encore aucun symptôme. Dans ce cas (peu fréquent), les médecins se mettront donc à la recherche de la tumeur initiale après avoir découvert l'une de ses métastases.

Enfin, le cancer peut également provoquer des symptômes et manifestations sans rapport direct avec une tumeur primaire ou secondaire. Il arrive en effet que le cancer déclenche des réactions dans l'organisme tout entier. C'est par exemple le cas lorsqu'une tumeur provoque une réaction immunitaire (voir également chapitre 2) ou s'accompagne d'un syndrome dit « paranéoplasique » sans rapport direct avec la prolifération locale des cellules malignes. Bien souvent, on observera alors des symptômes généraux tels qu'une perte de poids, une fatigue, un malaise généralisé ou de la fièvre. Il est important que ces manifestations de la maladie aussi soient correctement reconnues.

L'objectif de cet ouvrage n'est pas de passer en revue tous les symptômes possibles et imaginables de chaque type de cancer – et ce ne serait d'ailleurs ni possible ni souhaitable, ne fût-ce que parce que cela risquerait de provoquer des malentendus et d'inutiles inquiétudes qui pourraient avoir des conséquences néfastes en termes de santé. Il est toutefois important que les personnes qui présentent des symptômes bien spécifiques ou persistants consultent un médecin sans trop tarder en vue d'un contrôle. Classiquement, **les dix grands symptômes** susceptibles de trahir la présence d'une pathologie maligne sont :

1. Une raucité ou une toux persistante, surtout chez un fumeur ou ex-fumeur
2. Des difficultés à déglutir, surtout chez les personnes qui boivent et fument
3. Des modifications de la fréquence des selles (diarrhée, constipation persistante ou alternance des deux)
4. Des troubles urinaires chez l'homme
5. Une perte de poids, une fatigue ou une fièvre persistante sans cause manifeste
6. Des saignements anormaux (pertes vaginales en dehors des règles ou après la ménopause, sang dans les urines ou les selles, expectorations sanglantes, hématomes d'apparition spontanée…)
7. La présence d'un nodule ou d'une « boule » à n'importe quel endroit du corps (dans un testicule ou un sein, sous la peau…)
8. Une modification inattendue au niveau du sein (rétraction, écoulement, rougeur…)
9. L'apparition d'un nouveau grain de beauté ou la transformation d'un grain de beauté existant
10. Une lésion cutanée ou buccale qui tarde à guérir

On s'efforcera toujours d'écarter le plus possible les facteurs susceptibles de retarder la mise en place d'un traitement adéquat. Ces facteurs peuvent être dus à la méconnaissance de la gravité de certains signaux d'alarme soit par le patient, soit par le médecin. Du côté du malade, c'est le plus souvent par manque d'information, par crainte du diagnostic ou par insouciance que la consultation sera retardée. Quant au médecin, il arrive également qu'il n'identifie pas immédiatement le caractère malin d'un symptôme ou qu'il ne renvoie pas suffisamment rapidement son patient à un centre (oncologique) spécialisé. Heureusement, les médecins généralistes sont aujourd'hui extrêmement attentifs au risque de cancer et n'hésitent plus à envoyer leurs patients vers les hôpitaux où l'on propose des soins oncologiques professionnels et multidisciplinaires.

Si l'un de ces symptômes se manifeste de façon persistante ou récurrente, il est recommandé de consulter un médecin. Insistons néanmoins sur le fait que, même si ces signaux d'alarme devraient idéalement toujours faire l'objet d'un examen plus approfondi, leur apparition n'est en aucun cas le signe certain que la personne souffre d'un cancer. Ils peuvent en effet être provoqués par une foule d'autres problèmes de santé – et en tout état de cause, il n'y a lieu de s'inquiéter que s'ils sont persistants ou récurrents. Les personnes d'un certain âge devraient toutefois y être particulièrement attentives puisque, comme nous l'avons déjà rappelé à plusieurs reprises, le risque de cancer augmente avec les années. Enfin, il est toujours utile de consulter un médecin en présence d'une anomalie tenace ou récurrente, même si elle ne figure pas dans la liste ci-dessus, car l'identification précoce d'un éventuel cancer améliore d'autant les chances d'un traitement efficace et d'une guérison complète (voir plus loin).

Le diagnostic

Les premières étapes d'un diagnostic de cancer sont l'anamnèse et l'examen physique. L'anamnèse est l'interrogation du patient pour réunir toutes les informations sur ses antécédents et sur les autres facteurs susceptibles de présenter un rapport avec sa maladie. Le médecin l'interrogera notamment sur son mode de vie actuel et passé (sport, alimentation, poids, tabagisme, alcool...), sur les éventuels risques associés à son activité professionnelle et sur ses antécédents oncologiques personnels ou familiaux. Il sera également soumis à un examen physique général et à un contrôle des principales fonctions corporelles.

Plusieurs examens complémentaires seront ensuite utilisés pour visualiser et identifier une éventuelle tumeur, ce qui permettra au médecin de poser ou d'affiner son diagnostic. Cette étape pourra par exemple s'appuyer sur l'imagerie (radiologique) par CT-scan, mais aussi sur une série d'autres techniques de diagnostic dont les plus importantes sont résumées dans le tableau ci-dessous. Nous les passerons en revue plus en détail dans la suite de ce chapitre.

Techniques de diagnostic clinique	Principales formes
Techniques d'imagerie	Radiographie conventionnelle, angiographie, mammographie, CT-scan, imagerie par résonance magnétique (IRM), PET-scan, échographie
Dépistage endoscopique ou chirurgical	Colonoscopie, gastroscopie, bronchoscopie, ...
Examens de laboratoire	Examen (microscopique) d'un échantillon de tissu (biopsie), analyse du fonctionnement des organes, mesure des marqueurs tumoraux dans le sang

Les techniques diagnostiques d'**imagerie** apportent une contribution aussi vaste que variée au dépistage des cancers et ce, quel que soit le stade de la tumeur (solide). L'objectif spécifique de ces outils dans le domaine du diagnostic oncologique est de permettre d'identifier les tissus cancéreux et de les rendre visibles par rapport aux tissus sains avoisinants. À côté de la radiographie classique, les scientifiques ont aujourd'hui développé des méthodes extrêmement complexes qui exploitent également les possibilités du traitement informatique des images, de la résonance magnétique ou des ultrasons.

La **radiographie classique** est la plus simple et la plus ancienne des techniques permettant de visualiser les structures internes du corps. Elle consiste à exposer brièvement l'organe ou la zone à examiner à une faible dose de rayons X, qui seront ensuite recueillis de l'autre côté du corps par un détecteur numérique (autrefois une plaque photographique ou un écran au phosphore). Comme les différents tissus laissent passer une quantité plus ou moins importante de rayons, cette méthode permet d'obtenir une image de nos structures internes… mais aussi des éventuelles tumeurs qui les affectent.

La radiologie numérique permet aujourd'hui d'obtenir des clichés beaucoup plus clairs avec une dose de rayons beaucoup plus faible que dans le passé. Il est également possible d'administrer des produits de contraste au patient afin de rendre visibles des structures telles que les vaisseaux sanguins. Cette technique, appelée **angiographie** (la racine « angio- » faisant référence au système vasculaire), est notamment utilisée pour étudier l'irrigation sanguine de certaines tumeurs, par exemple. La **mammographie** (examen du sein) est une autre technique dérivée de la radiographie. Relativement simple, elle est utilisée dans le dépistage précoce des tumeurs mammaires, qu'elle est en mesure d'identifier avant même que le médecin ou la patiente n'observent le moindre gonflement.

La **tomodensitométrie ou CT-scan** (CT est l'abréviation du terme anglais *computed tomography*) permet d'obtenir une image plus claire et plus contrastée. Cette technique consiste également à exposer l'organisme à des rayons X qui seront ensuite réceptionnés et analysés après leur passage à travers les tissus, mais cette fois en irradiant le patient sous tous les angles. Pour ce faire, la personne est installée sur une table d'examen mobile qui traversera lentement un cylindre contenant la source des rayons et le capteur. Ceux-ci tournent autour de lui, de manière à obtenir une série d'images en couches successives (comme des « tranches »). À partir des très nombreux clichés ainsi obtenus, il est possible de reconstituer par ordinateur une vision en trois dimensions des différentes structures du corps.

La tomodensitométrie fait elle aussi quelquefois appel à des produits de contraste pour faire ressortir plus clairement certains tissus ; ils seront généralement injectés dans un vaisseau sanguin au cours de l'examen. Comme les tumeurs malignes sont souvent mieux irriguées que les autres structures, elles seront aussi plus visibles et donc plus facilement détectables après l'administration du produit de contraste. Celui-ci sera ensuite éliminé avec les urines ; c'est pour cela que l'on recommande généralement de boire beaucoup d'eau après ce type d'examen.

Le CT-scan permet également de mesurer très précisément les tumeurs et donc, en répétant régulièrement l'examen, d'évaluer les effets du traitement de façon objective par le biais de l'évolution de la masse tumorale.

L'**imagerie par résonance magnétique** ou **IRM** repose sur un principe très différent. Cet examen permet en effet d'examiner nos structures internes sans avoir recours aux rayons X, en utilisant un puissant champ magnétique. La résonance magnétique est aussi beaucoup plus sensible que le CT-scan lorsqu'il s'agit de distinguer différentes structures à l'intérieur des tissus mous.

Au cours de l'examen par IRM, les atomes d'hydrogène présents en grandes quantités dans notre corps sont soumis à un puissant champ magnétique. Leur axe de rotation (*spin*) va alors spontanément s'aligner sur l'axe du champ magnétique. Ils sont ensuite exposés à une radiofréquence bien précise qui va brièvement les perturber, puis ils se réalignent sur le champ magnétique en émettant à leur tour une radiofréquence spécifique qui va être détectée par l'appareil. Sur la base de ces données, il sera possible de générer une image en trois dimensions très précise de la répartition relative des atomes d'hydrogène dans l'organisme, ce qui permet de visualiser des structures extrêmement fines à l'intérieur de nos tissus et organes. Très efficace pour l'examen des tissus mous, l'IRM se prête moins bien à celui des os, qui contiennent peu d'hydrogène. Elle est notamment utilisée pour le diagnostic et le suivi des tumeurs cérébrales.

À côté de ces modes d'imagerie anatomique, il existe également des techniques d'**imagerie fonctionnelle**, qui mettent en évidence non pas une structure mais plutôt un processus cellulaire, tissulaire ou organique. Ces techniques permettent par exemple de visualiser le degré d'activité d'un tissu ou organe, sa consommation de glucose (un type de sucre bien particulier utilisé par les cellules actives) ou la concentration en antigènes tumoraux. La consommation de glucose, en particulier, peut être un élément important pour identifier le tissu cancéreux, dont les cellules se divisent beaucoup plus rapidement et consomment donc aussi davantage de sucre.

Cet examen reposera habituellement sur la technique du **PET-scan** ou du **SPECT-scan**, qui permettent de visualiser des tissus cancéreux actifs bien spécifiques.

Le PET-scan (« *positron-emission tomography* » ou tomoscintigraphie par émission de positrons) et le SPECT-scan (« *single-photon-emission computerized tomography* » ou tomographie d'émission monophotonique) consistent à administrer au patient une substance bien précise, contenant un marqueur radioactif (un radionucléide), dont on suivra ensuite la diffusion dans l'organisme. Les substances sont choisies en fonction de ce que l'on désire mettre en évidence. Ainsi, certains produits s'accumulent essentiellement dans le tissu tumoral, qui devient ainsi clairement visible lorsque les radiations émises sont captées et mesurées par le scanner PET ou SPECT. Les principales différences entre les deux techniques résident dans le type de radionucléide utilisé et dans le mode de détection de son signal radioactif.

Enfin, l'imagerie diagnostique peut également reposer sur **l'échographie**, une technique qui utilise non pas la radioactivité, mais des ultrasons qui vont être absorbés ou renvoyés par les tissus qui y sont exposés. Les ondes sonores réfléchies sont enregistrées par l'appareil et utilisées pour générer une image des structures et tissus de différentes natures. Cet examen est plus simple que les autres méthodes présentées ci-dessus d'un point de vue technique, mais les images sont parfois plus difficiles à interpréter. Il a néanmoins ses indications et peut aussi quelquefois être utilisé à côté d'autres techniques d'imagerie, car il permet de visualiser des structures différentes.

Le **dépistage endoscopique** ou chirurgical du cancer constitue un deuxième grand groupe de méthodes diagnostiques. Une **endoscopie** (« endo » signifie intérieur, « scopie » regarder) est un examen qui consiste à regarder à l'intérieur du corps au moyen d'un instrument appelé endoscope, composé d'une minuscule caméra fixée sur un tuyau flexible. L'endoscope est généralement introduit dans l'organisme par le biais d'une ouverture naturelle ou, plus rarement, d'une petite incision chirurgicale. L'examen est réalisé sous anesthésie locale ou générale. Son grand avantage est qu'il permet au médecin d'examiner le tissu atteint de tout près et même de prélever quelques cellules ou un petit échantillon de tissu en vue d'une analyse microscopique au laboratoire de pathologie (voir plus loin).

L'endoscope peut être introduit dans le corps via la bouche et la gorge en vue de l'examen du larynx et des cordes vocales (laryngoscopie), la bouche et la trachée pour celui des voies aériennes ou des poumons (bronchoscopie), la bouche et l'œsophage pour celui de l'estomac (gastroscopie), l'anus pour celui du rectum ou du gros intestin (rectoscopie, colonoscopie), l'urètre pour celui de la vessie (cystoscopie) ou le vagin pour celui de l'utérus (hystéroscopie). Une autre possibilité est de pratiquer une petite incision chirurgicale (sous anesthésie générale) en vue par exemple de l'examen endoscopique de la cavité abdominale (laparoscopie) ou du thorax (thoracoscopie).

Les **examens pathologiques** et **tests de laboratoire** constituent un troisième et dernier grand groupe de techniques de diagnostic utilisées en oncologie. Ils consistent à prélever un échantillon de cellules ou tissus suspects afin de les faire analyser par un laboratoire de pathologie. Ce prélèvement, appelé **biopsie**, peut être réalisé de différentes manières – par exemple au cours d'une endoscopie, ou en introduisant une fine aiguille dans la tumeur, ou lors de l'ablation chirurgicale de cette dernière. Très souvent, le médecin récoltera également des échantillons des tissus voisins (d'apparence normale) ou des ganglions situés à proximité de la tumeur. Ces tissus ou cellules seront ensuite expédiés au laboratoire de pathologie afin d'être examinés au microscope optique ou électronique ou au moyen d'autres techniques complexes. Ce sont ces analyses qui déboucheront sur un diagnostic définitif : l'examen permet en effet de conclure avec certitude à la présence ou à l'absence de cellules tumorales et au caractère bénin ou malin du tissu suspect.

Quant aux **analyses sanguines**, elles viseront principalement à détecter les éventuelles anomalies dans le fonctionnement du corps ou de certains organes. Les *examens hématologiques* sont très importants pour diagnostiquer les leucémies (cancers du sang) et lymphomes (tumeurs ganglionnaires). Les *tests biochimiques* servent à établir le dysfonctionnement d'un organe (par ex. mauvaise fonction hépatique découlant de la présence de métastases), tandis que les *examens endocrinologiques* s'intéresseront plutôt aux perturbations des taux d'hormones, susceptibles en particulier de trahir la présence d'une tumeur qui en produit.

Dans quelques cas bien spécifiques, il est également possible de rechercher dans l'échantillon sanguin la présence de **marqueurs tumoraux**, des substances qui proviennent de la tumeur et dont la concentration sanguine trahit la présence de la maladie. Ces marqueurs peuvent être des produits du métabolisme, des enzymes, des hormones ou des protéines spécifiques, qui vont en principe se retrouver dans le sang lorsque la tumeur les produit en quantités anormales. À l'heure actuelle, il n'existe toutefois que très peu de marqueurs tumoraux suffisamment fiables et spécifiques, ce qui limite l'utilisation de cette méthode à quelques cas particuliers.

L'identification de marqueurs tumoraux dans le sang fait encore l'objet de nombreux travaux de recherche scientifique. La grande difficulté de cette approche réside dans l'identification des substances produites par la tumeur, mais aussi dans la sensibilité et la spécificité des méthodes utilisées pour les détecter. Il arrive en effet que les tests débouchent sur des faux négatifs (valeurs normales en présence d'une tumeur) ou des faux positifs (marqueur augmenté en l'absence de cancer). Leurs résultats devront donc toujours être confirmés par d'autres moyens, mais ils peuvent par contre (en présence de valeurs élevées) constituer une indication à la réalisation d'analyses plus approfondies. À l'heure actuelle, leur intérêt premier se situe toutefois surtout au niveau du suivi de la maladie. Lorsqu'il est possible, l'enregistrement des marqueurs tumoraux avant et après traitement devrait en effet permettre d'en jauger l'efficacité, les valeurs devant en principe être plus faibles après un traitement couronné de succès. Leur augmentation peut au contraire être le signe d'une rechute.

Parmi les marqueurs tumoraux les plus connus, on retiendra l'antigène prostatique spécifique (PSA) utilisé pour la recherche des tumeurs de la prostate (mais attention aux faux négatifs ou positifs, car le taux de PSA peut aussi augmenter sous l'effet d'autres facteurs tels qu'une inflammation de la prostate), l'antigène carcino-embryonnaire (CEA) caractéristique de divers cancers dont celui du gros intestin, ou encore l'alpha-fœtoprotéine (AFP) qui signe la présence des cancers primitifs du foie.

Le pronostic

Dès le moment où le diagnostic a été posé, un traitement sera généralement instauré le plus rapidement possible. C'est extrêmement important, car plus un cancer est pris en charge à un stade précoce, plus les chances de guérison seront élevées.

Il peut néanmoins arriver qu'on ne propose pas de traitement immédiat, parce qu'il s'agit d'une tumeur peu agressive et/ou à croissance lente ne nécessitant pas d'intervention immédiate. Les cancers de la prostate à un âge relativement avancé en sont un bon exemple : dans ce cas de figure, un traitement n'est pas toujours (immédiatement) indiqué.

Le décours ultérieur de la maladie, la réponse au traitement et les chances de survie et de guérison – le **pronostic** – sont des données capitales tant pour le médecin que pour le patient. Un « bon pronostic » signifie que le patient présente une probabilité élevée de surmonter la maladie ; un « mauvais pronostic », au contraire, correspond souvent à un cancer agressif ou très avancé dont les perspectives sont beaucoup moins favorables. Ce bon ou mauvais pronostic est déterminé par une série de caractéristiques, que nous avons résumées dans le tableau ci-dessous. Le facteur le plus important est le **stade de la tumeur** au moment du diagnostic : plus celle-ci sera identifiée rapidement, meilleur sera généralement le pronostic. D'autres éléments entrent toutefois également en ligne de compte, comme par exemple le type de cancer, la vascularisation de la tumeur, la manière dont elle réagit au traitement, l'âge, l'état général, certaines caractéristiques individuelles du malade…

Bon pronostic	**Mauvais pronostic**
Stade précoce, pas de métastases	Stade avancé, présence de métastases
Tumeur à divisions relativement lentes	Tumeur à divisions rapides
Croissance peu agressive, avec peu d'envahissement et de formation de métastases	Croissance agressive avec envahissement des tissus voisins et formation de métastases

Dans le domaine de l'oncologie, le pronostic est souvent formulé en termes de **survie à cinq ou dix ans**, exprimée sous la forme d'un pourcentage. Une survie de x % à 5 ou 10 ans signifie que, statistiquement parlant, x malades sur cent seront toujours en vie au terme de cette période. Si par exemple la survie moyenne à cinq ans s'élève à 75 %, cela signifie qu'un patient donné a 75 % de chances d'être toujours vivant cinq ans plus tard ou que, sur 100 sujets diagnostiqués, 75 seront toujours en vie à ce moment. On préfère souvent cette notion de survie à celle de guérison, car on ne peut jamais être tout à fait certain que le traitement (par ex. chirurgical) d'une tumeur maligne aura permis d'éliminer absolument toutes les cellules malades ou que le patient ne présentait pas déjà de minuscules métastases circulantes. Comme nous l'avons expliqué plus haut, il arrive en effet que la tumeur forme déjà des métastases indétectables au cours de la phase préclinique qui précède le diagnostic et le traitement. Dans certains cas, ces tumeurs secondaires ne seront découvertes que bien plus tard ; il peut arriver que des cellules malades résiduelles ou métastases ne se manifestent qu'après plusieurs années. On parlera alors de **rechute** ou de **récidive**, deux termes qui traduisent la résurgence d'une tumeur antérieure. Précisons néanmoins que, dans ce cas de figure, le seuil de détection des métastases sera généralement abaissé, parce que des examens de dépistage plus ciblés et plus fréquents au cours du suivi permettront souvent de poser le diagnostic plus rapidement. Les statistiques de survie dépendent fortement du type de cancer, du stade de la tumeur et des caractéristiques du patient (état général, âge…).

Pour les tumeurs du gros intestin, par exemple, la survie moyenne à cinq ans s'élève à 90 % lorsque le diagnostic est posé à un stade très précoce… mais ce chiffre tombe à un peu plus de 60 % en cas d'atteinte des ganglions situés à proximité et à 10 % à peine à un stade avancé, lorsqu'il existe des métastases à d'autres endroits du corps. Des cancers comme ceux du poumon et du pancréas sont de très mauvais pronostic – ce qui, dans le premier cas, est d'autant plus regrettable que ces tumeurs sont provoquées dans leur immense majorité par un facteur de risque parfaitement évitable !

5 EN QUELQUES **LIGNES**

Il n'existe pas de symptômes caractéristiques du cancer ; tout dépend de la nature de la tumeur, de sa localisation, de sa vitesse d'extension.

Le diagnostic d'un cancer fait appel à divers types d'examens : les différentes techniques d'imagerie médicale, l'endoscopie, les biopsies et les analyses sanguines.

Une fois le diagnostic de cancer posé, les médecins cherchent à en évaluer le pronostic. L'élément le plus important est le stade de la tumeur au moment du diagnostic : plus celle-ci est débutante, meilleur sera généralement le pronostic. D'autres éléments entrent également en ligne de compte, comme par exemple le type de cancer, la vascularisation de la tumeur, la manière dont elle réagit au traitement, l'âge et l'état général du malade.

6 LES TRAITEMENTS

Soigner les cancers aujourd'hui

L'objectif du traitement anticancéreux idéal est d'éliminer complètement la tumeur, les cellules malignes circulantes et les éventuelles métastases. En outre, il se doit d'être extrêmement sélectif et d'attaquer uniquement les structures malades sans endommager les tissus normaux.

Nous avons vu dans les chapitres précédents que le cancer est une maladie qui peut se manifester sous diverses formes, dans différents organes du corps, au travers de tumeurs primaires ou de métastases. Il existe plus d'une centaine de cancers différents, dont les causes, la symptomatologie et le pronostic varient parfois sensiblement d'un cas à l'autre – et, on s'en doute, il n'existe donc pas non plus de traitement miracle capable de guérir immédiatement n'importe quelle forme. Grâce à de longues années de recherches médicales, scientifiques et technologiques, la médecine moderne dispose toutefois d'options thérapeutiques extrêmement efficaces pour un grand nombre d'entre elles.

À l'heure actuelle, il est possible de guérir complètement un peu plus de la moitié des patients atteints de cancer. Chez les autres, les traitements existants permettront souvent d'endiguer la maladie durant plusieurs années. Notre connaissance de plus en plus étendue des mécanismes d'apparition des tumeurs ouvre en outre la porte à des techniques de prévention et à des nouvelles formes de traitements révolutionnaires qui ne manqueront pas d'accroître encore la proportion de guérisons complètes.

Les trois options thérapeutiques les plus utilisées à l'heure actuelle sont :

1. La **chirurgie**, qui consiste à opérer le patient pour éliminer le tissu cancéreux (et, par précaution, une partie des tissus sains avoisinants).

2. La **radiothérapie**, qui consiste à exposer le tissu cancéreux en développement à un rayonnement dont les effets radiobiologiques vont tuer les cellules malades.

3. Les thérapies systémiques, qui reposent sur des traitements pharmacologiques. Leur forme la plus connue est la **chimiothérapie**, qui consiste à administrer des médicaments toxiques pour les cellules cancéreuses en division, mais il est également possible d'avoir recours à certaines hormones (**hormonothérapie**) ou à certains **traitements moléculaires ciblés**.

Radiothérapie et chimiothérapie reposent sur un principe très simple : en substance, elles consistent à endommager ou à détruire les cellules cancéreuses tout en affectant le moins possible celles qui sont en bonne santé. Ceci suppose évidemment qu'il soit possible de distinguer clairement les cellules malades des cellules saines. Les différences majeures entre celles-ci résident dans leur localisation mais aussi et surtout dans leur mode de croissance. Nous avons déjà expliqué au chapitre 1 que les cellules cancéreuses se divisent d'une manière incontrôlée et beaucoup plus rapide que leurs homologues saines. C'est justement cette particularité que vont exploiter la chimiothérapie et, dans une moindre mesure, la radiothérapie. Ces traitements vont en effet **cibler spécifiquement le processus de division cellulaire**, parfois au point de l'interrompre complètement. Comme les cellules cancéreuses se divisent très fréquemment, ce sont donc surtout elles qui vont être bloquées, endommagées ou même détruites.

À côté de ces trois modalités thérapeutiques classiques ou conventionnelles, il existe également toute une série d'autres méthodes qui se trouvent souvent encore au stade expérimental.

Vous trouverez dans le tableau ci-dessous un aperçu des différents traitements anticancéreux scientifiquement reconnus. Nous aurons l'occasion de vous les présenter plus en détail dans la suite de ce chapitre.

Traitements classiques	
Chirurgie Radiothérapie Chimiothérapie	Greffe de moelle osseuse ou de cellules souches
Combinaison de plusieurs traitements	

Nouveaux traitements (reconnus ou expérimentaux)
Thérapie génique
Immunothérapie
Thérapie anti-angiogénique
Thérapies (moléculaires) spécifiques ciblées

Le choix du mode de traitement dépendra avant tout du type de tumeur, de son extension locale et de l'existence de métastases. La majorité des schémas thérapeutiques utilisés en oncologie reposent sur la combinaison de plusieurs techniques conventionnelles (par ex. ablation chirurgicale de la tumeur primaire + irradiation des ganglions lymphatiques).

Le plan de traitement individuel fera de préférence l'objet d'une **concertation multidisciplinaire** où interviendra toute une équipe de médecins spécialisés dans différentes disciplines : un oncologue, un anatomopathologiste, un radiologue, un chirurgien et un radiothérapeute, auxquels viendront s'ajouter, en fonction du type et de la localisation de la tumeur, un gynécologue, un urologue, un pneumologue, etc.

En l'absence de métastases, on donnera généralement la préférence à un **traitement local** (chirurgie, radiothérapie ou combinaison des deux). Lorsque la tumeur est sensible à la chimiothérapie ou à un traitement hormonal, une chimiothérapie complémentaire (adjuvante) pourra néanmoins également être envisagée, car elle permet d'abaisser le risque de métastases ultérieures. Lorsque le patient présente déjà des métastases, on optera presque toujours pour une chimiothérapie, éventuellement en combinaison avec une opération ou une radiothérapie.

Lorsqu'une intervention chirurgicale est suivie d'une radiothérapie ou d'une chimiothérapie, cette dernière sera dite **adjuvante**. Dans certains cas, une radiothérapie ou chimiothérapie sera également indiquée *avant* chirurgie (par exemple lorsqu'il est nécessaire de réduire la taille de la tumeur pour pouvoir l'opérer correctement) ; on parlera dans ce cas de thérapie **néo-adjuvante**.

Si l'objectif premier des traitements anticancéreux reste évidemment la guérison, il arrive également, lorsque le pronostic est sans espoir, qu'ils servent avant tout à préserver la qualité de vie du malade. Un traitement qui vise à guérir le malade est dit **curatif**. Lorsqu'un rétablissement est impossible et que l'objectif de la prise en charge est simplement de soulager les plaintes provoquées par le développement de la tumeur, on parlera de **traitement palliatif**.

Les traitements palliatifs font l'objet d'une attention de plus en plus soutenue dans le domaine de l'oncologie. Il existe notamment des schémas de chimiothérapie ou de radiothérapie adaptés qui améliorent fortement la qualité de vie des malades mais qui ne peuvent pas être utilisés dans le contexte d'un traitement curatif, par exemple parce qu'ils sont trop nocifs pour les tissus sains ou trop toxiques à long terme. Les traitements oncologiques palliatifs mettent l'accent sur la qualité de vie et le confort immédiat du patient plutôt que sur les conséquences du traitement à long terme. L'équipe soignante s'efforcera bien sûr toujours de maximiser l'espérance de vie, mais en acceptant plus facilement des compromis sur la dose ou le schéma d'administration si cela permet d'améliorer le confort du patient. Un traitement palliatif peut durer plusieurs années, surtout depuis l'avènement des nouvelles formes de thérapies ciblées (voir plus loin).

Enfin, lorsque le traitement palliatif ne suffit plus à contrôler le développement de la tumeur et – surtout – des métastases, on peut prévoir que le décès arrivera à relativement brève échéance. Les traitements spécifiques de cette phase de fin de vie sont appelés **les soins palliatifs**. Ils s'intéressent alors davantage au patient et à son entourage qu'à la maladie proprement dite. Basés sur une approche holistique, à la fois physique et psychologique, ils recouvrent l'ensemble des soins dispensés aux malades en phase terminale. À ce stade, la préoccupation première des soignants n'est plus du tout la durée de vie, mais sa qualité. Les patients concernés seront suivis de préférence à domicile lorsque c'est possible, même si l'admission dans une unité palliative hospitalière ou dans un centre de soins palliatifs s'avère quelquefois nécessaire.

La chirurgie

L'objectif principal de la chirurgie est d'éliminer le tissu cancéreux, et ce de la manière la plus complète possible. Idéalement, le chirurgien procèdera à la résection de la tumeur elle-même mais aussi d'une « marge saine » autour de la tumeur dans le but d'éliminer un maximum de cellules cancéreuses.

Ce type de résection chirurgicale de grande ampleur (avec élimination d'une marge saine) est possible parce que certains de nos organes (thyroïde, surrénales…) ne sont pas absolument indispensables ou peuvent être remplacés par la prise de médicaments. D'autres (reins, poumons, foie, intestins…) peuvent être retirés en partie, leur fonction normale étant alors assumée par la fraction restante. Le chirurgien éliminera par exemple une portion (la plus longue possible) de l'intestin lors du traitement d'une tumeur intestinale, tout un lobe du foie en cas de tumeur hépatique ou un sein entier en présence d'un cancer du sein. Certains tissus (os, vaisseaux) pourront être remplacés par des prothèses artificielles. Dans certains cas, il sera toutefois impossible de procéder à l'ablation d'une marge de résection en zone saine ; c'est notamment le cas lorsque la maladie touche le cerveau, où il serait évidemment tout à fait impensable d'éliminer des tissus en bonne santé.

Deux tiers des personnes atteintes d'un cancer subissent une intervention chirurgicale, ce qui fait de la chirurgie l'une des principales options thérapeutiques utilisées dans le traitement des cancers. Elle présente en outre le double avantage de permettre une élimination radicale de la tumeur (du moins lorsque c'est possible d'un point de vue technique) et de livrer des cellules et tissus (extraits de la tumeur et des ganglions voisins) qui pourront être analysés au laboratoire (voir chapitre 5).

Les principaux inconvénients de la chirurgie sont l'incertitude quant à l'élimination de la totalité de la tumeur, le risque de dégâts aux tissus et organes avoisinants, les limitations pratiques (accessibilité de la tumeur, mauvais état général) et la possibilité qu'il subsiste des métastases ou cellules malignes circulantes après l'opération. C'est la raison pour laquelle il est généralement nécessaire d'avoir recours à d'autres traitements – chimiothérapie systémique et radiothérapie principalement – en plus de la chirurgie.

La chirurgie est de loin le plus ancien des traitements anticancéreux : elle a été utilisée dans cette indication dès l'Antiquité. Ces dernières années, elle a connu d'énormes progrès grâce aux avancées de la robotique, de l'anesthésie, des techniques de réanimation, des soins infirmiers ou encore de la kinésithérapie. Il est aujourd'hui possible de réaliser des opérations de plus en plus complexes, de plus en plus précises. La chirurgie est également utilisée pour reconstruire certaines structures après un traitement ou encore pour soulager les souffrances du patient (traitement palliatif).

La radiothérapie

La **radiothérapie** repose sur l'exposition à des rayons radioactifs de très haute intensité. Concrètement, elle consiste à concentrer très précisément un faisceau de rayons sur l'endroit où se trouve la tumeur. Les rayons endommagent ou détruisent le matériel génétique (ADN) des cellules, ce qui les empêche de se diviser. Pour obtenir un maximum d'efficacité au prix d'un minimum d'effets secondaires, il est important que le traitement soit mis au point et administré avec une extrême finesse : les rayons doivent cibler les cellules cancéreuses le plus précisément possible. Inévitablement, un certain nombre de cellules saines avoisinantes risquent également d'être touchées. Celles-ci sont néanmoins (un peu) mieux à même de réparer leur ADN que les cellules cancéreuses. Ce sont cette différence et l'administration très ciblée du rayonnement qui font de la radiothérapie un traitement très efficace contre les tumeurs cancéreuses.

La radiothérapie peut être interne ou externe. Dans le premier cas, les rayons sont administrés depuis l'extérieur de l'organisme. La source des rayons est placée à environ un mètre du patient et peut effectuer une rotation tout autour de la table de traitement de manière à irradier la tumeur le plus précisément possible. Les appareils les plus modernes permettent d'administrer les rayons depuis plusieurs directions à la fois pour réduire la dose à laquelle sont exposés les tissus sains : la zone ciblée reçoit alors la dose complète, tandis que les régions voisines ne subissent qu'un faisceau parmi d'autres.

La radiothérapie externe ne nécessite généralement pas d'hospitalisation. La durée du traitement, son intensité et le nombre de séances varient évidemment d'un patient à l'autre. En général, les séances sont quotidiennes et s'étalent sur 5 à 7 semaines.

La source des rayons peut également se trouver à l'intérieur de l'organisme du patient. Les médecins ont alors recours à des substances ou particules radioactives qu'ils introduiront directement dans le tissu cancéreux. Cette technique, baptisée brachythérapie ou curiethérapie, est utilisée notamment dans le traitement des tumeurs de la prostate. L'irradiation est très importante à proximité immédiate de la source mais diminue rapidement à mesure que l'on s'en éloigne, ce qui permet d'administrer une forte dose de rayons à la tumeur en épargnant les tissus normaux qui l'entourent. L'intervention est réalisée sous anesthésie et impose le plus souvent une hospitalisation de quelques jours.

Indolore en elle-même, la radiothérapie est néanmoins susceptible de provoquer un certain nombre d'**effets secondaires**. Ses rayons radioactifs peuvent en effet également endommager les cellules saines, surtout celles à division rapide, en particulier à proximité de la tumeur. Suivant la zone irradiée, on observera souvent des atteintes de la peau, des muqueuses buccales ou des muqueuses du tractus digestif, ce qui se traduira par des irritations, des rougeurs, des brûlures, de la diarrhée ou, à plus long terme, des problèmes de fatigue. Il va toutefois sans dire que le radiothérapeute veillera toujours à affecter le moins possible les tissus normaux ; aussi la majorité des effets secondaires seront-ils de nature transitoire et guériront-ils de façon complète. Certains ne se manifestent que très tardivement : il arrive par exemple qu'une décoloration de la peau ou une dilatation des petits vaisseaux sanguins cutanés survienne plusieurs mois ou plusieurs années après l'arrêt du traitement.

La radiothérapie intervient aussi bien dans les traitements curatifs que palliatifs. Environ un tiers des patients cancéreux y seront soumis dans le cadre d'un traitement curatif, un autre tiers à titre palliatif ; globalement, la moitié des malades en bénéficieront à un stade ou l'autre de la maladie. La radiothérapie est fréquemment associée à la chirurgie, à une chimiothérapie ou thérapie hormonale.

La chimiothérapie

Alors que la chirurgie et la radiothérapie sont des traitements **locaux**, qui s'appliquent précisément au tissu cancéreux, les autres traitements, dits **systémiques**, se propagent dans tout l'organisme. C'est le cas de la **chimiothérapie**, mais aussi de l'hormonothérapie, des thérapies ciblées et de l'immunothérapie (voir plus loin).

La chimiothérapie sera généralement administrée directement dans le sang par injection ou perfusion, mais parfois aussi par voie orale. En cas d'administration intraveineuse, on aura souvent recours à un « **Port-a-Cath** » (cathéter à chambre implantable), une chambre d'injection implantée directement sous la peau du patient et reliée à des vaisseaux sanguins plus profonds. Ce système permet d'introduire directement les agents chimiothérapeutiques dans la circulation sanguine sans nécessiter de piqûres répétées dans les veines périphériques (par ex. au niveau du bras). Une fois la cure terminée, le Port-a-Cath pourra simplement être retiré.

La chimiothérapie est un traitement à base de médicaments qui freinent ou interrompent la division cellulaire par différents mécanismes. Ces produits possèdent un effet dit **cytostatique** ou **cytotoxique** (qui immobilise ou empoisonne la cellule) ; ils sont souvent désignés par le nom générique de cytostatiques. Une fois administrés au patient, ils empruntent la circulation sanguine pour aller exercer leurs effets partout dans l'organisme. Ils agressent toutes les cellules qui connaissent des divisions rapides, ce qui a pour effet de ralentir ou d'entraver leur multiplication, voire de les faire dépérir. Comme les cellules cancéreuses font partie de ces cellules à division rapide, elles sont donc détruites ou tout au moins mises hors d'état de nuire. L'atout majeur de la chimiothérapie est que, puisqu'elle se distribue dans tout l'organisme, elle peut atteindre les métastases et les cellules cancéreuses circulantes où qu'elles se trouvent.

Le principal problème des cytostatiques est le revers de cette médaille : ils affectent également les cellules saines qui se divisent rapidement, fût-ce dans une moindre mesure. Parmi les tissus normaux qui se composent de cellules à divisions rapides, on retiendra en particulier la moelle osseuse hématopoïétique (qui fabrique les éléments du sang), mais aussi le tube digestif. Lorsqu'ils affectent ces tissus sains, les cytostatiques peuvent provoquer d'importants **effets secondaires**. Le fait de ralentir le fonctionnement de la moelle hématopoïétique réduit par exemple la production de globules rouges et blancs, ce qui peut entraîner des problèmes d'anémie, de fatigue et de sensibilité accrue aux infections. L'atteinte des cellules du tube digestif peut provoquer des nausées, vomissements et diarrhées.

Les pertes de cheveux (suite à l'atteinte des cellules des follicules pileux qui produisent nos poils et cheveux, et qui connaissent un rythme de division très rapide) sont également des effets secondaires fréquents des cytostatiques. Elles sont largement réversibles et disparaissent généralement dès que l'administration du médicament est interrompue, le plus souvent avec rétablissement total du tissu sain endommagé (disparition des nausées, repousse des cheveux…). Suivant le type et la durée de la chimiothérapie, il peut toutefois arriver que ce processus prenne relativement longtemps et laisse des séquelles persistantes. Les patients traités par chimiothérapie recevront également des médicaments destinés à contrôler le mieux possible ces effets secondaires,

La gravité des effets secondaires de la chimiothérapie dépend également de l'état général du patient, des éventuelles pathologies concomitantes et des dysfonctionnements organiques préexistants. En outre, divers facteurs pharmacologiques et thérapeutiques tels que le dosage, l'intensité de dose et le degré et la vitesse d'élimination du produit ont également une influence majeure sur la gravité et la durée des effets secondaires. Il sera quelquefois nécessaire de réduire la dose du médicament, en particulier chez les patients âgés ou en mauvaise santé générale. Certains cytostatiques présentent également une toxicité spécifique pour certains systèmes ou organes (système nerveux, reins, poumons, foie, cœur…). L'issue du traitement dépendra à la fois de la sensibilité de la tumeur au cytostatique utilisé et de l'état général du patient.

notamment des médicaments pour lutter contre les nausées ou pour accélérer la régénération du sang.

Les effets secondaires varient en nature et en intensité en fonction des personnes et du type de chimiothérapie. Ainsi, toutes les chimiothérapies n'entraînent pas des pertes de cheveux. Il importe également de souligner qu'il n'existe aucun lien entre la présence ou l'intensité des effets secondaires et l'efficacité du traitement. Ce n'est donc pas parce qu'un malade présente relativement peu d'effets secondaires que la chimiothérapie n'agit pas !

Nous avons résumé dans le tableau page suivante les avantages et inconvénients des trois approches.

Avantages	Inconvénients
Chirurgie	
Élimination radicale de la tumeur	Toutes les cellules cancéreuses ont-elles été éliminées ?
Permet de prélever des cellules ou tissus pour les examens de laboratoire	Risque de dommages aux tissus et organes avoisinants Limitations chirurgicales Possible persistance de métastases ou de cellules tumorales circulantes
Chimiothérapie	
Tumeurs difficilement opérables	Affecte également les tissus sains → effets secondaires
Élimine également les cellules cancéreuses circulantes et les métastases	
Radiothérapie	
Tumeurs difficilement opérables	Affecte également les tissus sains → effets secondaires
Traitement local ciblé sans opération	

Eu égard à leurs effets secondaires, les radiothérapies et chimiothérapies sont en général administrées suivant des schémas et un calendrier bien précis (par ex. brèves séances quotidiennes de rayons, chimiothérapie alternant phases de traitement et de repos de quelques jours ou semaines), l'idée étant d'obtenir une efficacité maximale contre les cellules cancéreuses au prix d'une atteinte minimale des tissus sains. Chaque dose de chimiothérapie attaque en effet les cellules cancéreuses, mais aussi les tissus en bonne santé.

La capacité de rétablissement plus élevée des cellules normales offre toutefois ici une piste intéressante. En effet, si les médicaments étaient dispensés en continu, ni les cellules malades ni les cellules saines n'auraient le temps de se rétablir et les tissus normaux pâtiraient donc autant du traitement que la tumeur. Des schémas d'administration alternant phases de traitement et de repos permettent au contraire d'exploiter les capacités de régénération limitées des cellules cancéreuses pour les détruire définitivement tout en laissant aux cellules saines une chance de se rétablir – et en donnant le temps au patient de reprendre des forces entre deux doses. Les cellules cancéreuses qui passent entre les mailles du filet la première fois pourront être éliminées lors de la cure suivante, comme l'illustre schématiquement le graphique ci-dessous.

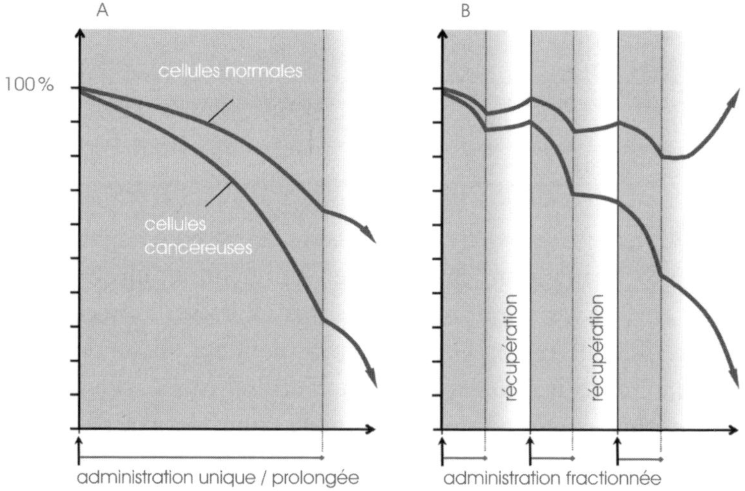

Cette approche implique toutefois de choisir judicieusement les intervalles entre deux traitements : s'ils sont trop courts, le risque existe que les cellules normales n'aient pas le temps de récupérer… mais s'ils sont trop longs, les cellules cancéreuses aussi seront susceptibles de se rétablir voire de se multiplier. Comme on peut le voir sur le schéma, l'administration d'un traitement unique mais prolongé affecte négativement la survie des cellules malades *et* des cellules saines (en division) (A). Si au contraire le médicament est administré en plusieurs doses séparées par des intervalles de repos, les cellules normales auront le temps de se rétablir ne fût-ce qu'en partie. Idéalement, l'impact plus marqué des chimiothérapies et radiothérapies sur les cellules cancéreuses à divisions rapides et à capacité de rétablissement réduite devrait permettre de les éliminer complètement après un certain nombre de doses, tandis que les cellules saines finiront par se remettre (B).

Les variantes des traitements systémiques

Les traitements conventionnels se déclinent également en plusieurs autres variantes passablement complexes. Soulignons notamment une fois encore que, même si c'est la plus connue, la chimiothérapie n'est qu'une thérapie systémique parmi d'autres. Les **traitements hormonaux,** par exemple, ont aussi démontré leur utilité dans certaines formes de cancers dits hormonosensibles. Les cellules de ces cancers, principalement ceux du sein ou de la prostate, portent souvent des récepteurs pour les hormones sexuelles, qui agissent sur elles comme des facteurs stimulant leur croissance. En bloquant l'accès des hormones sexuelles à ces récepteurs, ou en supprimant la sécrétion de ces hormones, on empêche cette stimulation de la croissance tumorale par les hormones. Le terme « hormonothérapie » est donc particulièrement mal choisi, puisqu'il s'agit en réalité d'anti-hormonothérapie.

Il est également possible d'associer une (chimio) thérapie systémique et une radiothérapie de manière à renforcer leurs effets. Cette **radiochimiothérapie** se base sur le constat que certains médicaments de chimiothérapie sont « radiosensibilisants », ce qui signifie qu'ils vont rendre les cellules cancéreuses plus vulnérables aux rayons. Combinés à une radiothérapie administrée juste après, ils vont permettre une destruction plus efficace des cellules cancéreuses au prix d'une dose de rayons plus faible.

Une autre variante repose sur **l'administration dite « régionale »** des cytostatiques, qui consiste à dispenser un traitement chimiothérapeutique (souvent très fortement dosé) de façon extrêmement localisée, par exemple directement dans la vessie (en cas de tumeur vésicale) ou dans la cavité abdominale (en cas de métastases sur le péritoine). L'avantage de ce système est qu'il expose les tissus cancéreux à de fortes doses de médicaments sans que ceux-ci ne se retrouvent dans la circulation sanguine, et donc sans effets systémiques.

La « **perfusion isolée** », utilisée dans le traitement de certains types de cancer, constitue une application bien particulière de ce principe ; elle repose sur la combinaison d'une chimiothérapie très fortement dosée et d'une intervention chirurgicale visant à isoler complètement la circulation sanguine d'un membre (bras ou jambe) ou organe (poumon, foie), reliée à un système de pompe artificielle qui en régulera la température et la teneur en oxygène. Les cytostatiques seront ensuite administrés par perfusion dans ce système en vase clos avant d'être complètement évacués. Comme elle épargne aux organes vitaux l'exposition aux substances actives (puisque celles-ci ne se retrouvent à aucun moment dans la circulation générale), cette technique permet d'utiliser des doses jusqu'à dix fois supérieures aux quantités acceptables au niveau systémique. Elle est indiquée dans les tumeurs fortement développées qui touchent une extrémité du corps et ne peuvent pas être efficacement soignées par des moyens conventionnels (par ex. mélanomes de la peau ou cancers des os), ainsi que dans certaines formes bien spécifiques de tumeurs primaires ou métastasiques. Elle n'est toutefois utilisée que dans des centres médicaux ultra-spécialisés (universitaires) et fait encore régulièrement l'objet d'études cliniques.

Un cas particulier : la greffe de moelle ou de cellules souches

La greffe de moelle osseuse ou de cellules souches est une forme de traitement qui est particulièrement utilisée chez les patients atteints d'une leucémie ou d'un lymphome. Ces maladies touchent en effet spécifiquement certaines cellules hématopoïétiques de la moelle osseuse (voir également chapitre 2). La greffe peut aussi avoir son utilité lorsque les cellules de la moelle ont été trop fortement endommagées par des traitements intensifs (chimiothérapies à haute dose surtout).

Pour dire les choses simplement, ce traitement consiste à éliminer en totalité ou en partie la moelle osseuse malade au moyen d'une chimiothérapie ou de rayons, pour ensuite la remplacer par de la moelle saine. Celle-ci peut provenir d'un donneur (on parlera alors de greffe allogène ou allogreffe) ou du patient lui-même (greffe autologue ou autogreffe). L'idéal est d'utiliser la moelle parfaitement saine d'une autre personne, mais ce n'est possible que si le tissu à greffer présente les mêmes caractéristiques de compatibilité tissulaire que celui du receveur… ce qui, dans la pratique, n'est souvent le cas qu'entre frères et sœurs. Lorsqu'il n'y a pas de donneur compatible parmi les proches du patient, on cherchera un candidat compatible non apparenté dans une banque de moelle osseuse, chez nous ou à l'étranger. Dans d'autres cas, c'est la moelle du patient lui-même qui sera utilisée. Le tissu sera alors prélevé au cours d'une phase de rémission (lorsque la personne ne présente plus aucun signe de la maladie) et congelé jusqu'à la date de la transplantation.

À l'heure actuelle, on ne greffe généralement plus la moelle proprement dite, mais uniquement ses **cellules souches**. Comme nous l'avons vu brièvement au chapitre 2, les cancers sanguins sont en effet souvent provoqués par un dérèglement des cellules souches hématopoïétiques qui peut être traité en remplaçant celles-ci par des équivalents sains prélevés chez un donneur ou chez le patient lui-même. Ces cellules souches pourront ensuite produire différents types de cellules sanguines et même régénérer la moelle.

Les cellules souches se concentrent normalement surtout dans la moelle osseuse, mais un traitement tout simple permet de les attirer dans le sang périphérique, d'où elles pourront ensuite être extraites en vue de la transplantation – une intervention beaucoup moins lourde, pour le donneur, qu'un prélèvement de moelle.

Les nouveaux traitements du cancer

À côté des traitements classiques exposés ci-dessus, il existe également un certain nombre de thérapies encore à moitié expérimentales mais qui prennent une place de plus en plus grande dans l'arsenal thérapeutique des oncologues.

La chirurgie, la radiothérapie et la chimiothérapie permettent déjà, ensemble, de soigner efficacement la majorité des cancers et de guérir plus de la moitié des patients. Toutes ces disciplines sont en évolution constante et ne cessent de s'améliorer encore grâce aux progrès de la recherche clinique et scientifique (voir chapitre 7). Néanmoins, les scientifiques s'efforcent toujours de mettre au point de nouvelles thérapies, plus sélectives et individualisées, pour lutter de façon encore plus ciblée contre les cellules cancéreuses et les métastases tout en provoquant moins d'effets secondaires pour le patient. Pour ce faire, ils s'intéressent aussi bien à des variantes des techniques conventionnelles existantes qu'à des modes de traitement complètement nouveaux.

Parmi les nouvelles options thérapeutiques prometteuses, on retiendra notamment les thérapies géniques, l'immunothérapie, les traitements anti-angiogéniques et une série de thérapies ciblées (moléculaires) très spécifiques. Le plus souvent, ces traitements – extrêmement coûteux – seront utilisés comme adjuvants, en combinaison avec une ou plusieurs thérapies classiques.

La **thérapie génique** vise à agir sur les cellules cancéreuses à l'échelon génétique et/ou à corriger des défauts dans le matériel héréditaire. Nous avons expliqué au chapitre 1 qu'une cellule cancéreuse se forme suite à l'apparition d'une anomalie dans certains gènes bien particuliers (oncogènes et gènes suppresseurs de tumeurs). L'une des stratégies sur lesquelles repose la thérapie génique consiste à corriger ce défaut, par exemple en introduisant le gène normal dans la cellule maligne.

La correction de défauts génétiques grâce à la thérapie génique est, on s'en doute, soumise à nombre de conditions et de limitations. Tout d'abord, il est nécessaire de savoir très précisément quel est le gène anormal, sans quoi il est évidemment impossible de lui substituer son équivalent sain. Ensuite, remplacer un gène par un autre, au cœur même de la cellule, est une intervention extrêmement difficile, qui suppose tout d'abord d'introduire le matériel génétique dans cette structure microscopique et ensuite d'opérer la substitution exactement au bon endroit.

Une autre stratégie de thérapie génique que les chercheurs s'attachent actuellement à explorer consiste à introduire dans les cellules malades un gène de l'apoptose (suicide cellulaire) pour les forcer à s'autodétruire.

Malheureusement, la thérapie génique connaît encore bien des limitations, liées notamment au risque d'erreurs dans le remplacement des gènes ou d'atteinte des cellules saines. C'est pour cette raison que la plupart des traitements de ce type n'en sont encore qu'au stade expérimental. Il faudra encore de nombreuses années de patience avant qu'ils n'offrent une alternative valable aux thérapies conventionnelles.

L'**immunothérapie** est une approche qui vise à renforcer le système immunitaire du patient pour l'aider à éliminer les cellules cancéreuses. Nous avons déjà expliqué au chapitre 2 comment nos défenses parviennent à identifier les cellules malignes pour tenter de les détruire. La reconnaissance des cellules anormales repose sur la présence à leur surface d'antigènes tumoraux spécifiques. S'il parvient à les identifier, le système immunitaire peut leur opposer une réaction appropriée, soit en les attaquant directement, soit en produisant des anticorps qui se chargeront de les détruire. Malheureusement, ces mécanismes ne sont manifestement pas assez efficaces pour éliminer à eux seuls l'ensemble des cellules cancéreuses présentes dans l'organisme. C'est là qu'intervient l'immunothérapie, qui consiste à « booster » les défenses immunitaires pour les rendre plus efficaces. Dans le cadre d'études cliniques, des résultats très prometteurs ont déjà pu être obtenus avec des médicaments destinés à renforcer l'immunité de façon spécifique, mais aussi avec certains vaccins dirigés contre les cellules cancéreuses. Comme ce mode de traitement fait appel aux ressources propres de l'organisme, il a en outre l'avantage de ne provoquer que des effets secondaires limités.

On distingue différentes stratégies d'immunothérapie, sommairement réparties en « actives » et « passives ». Les premières consistent à « enseigner » au système immunitaire comment attaquer les antigènes tumoraux. Pour ce faire, on injectera au patient de fortes doses d'antigènes tumoraux désactivés, qui ne peuvent pas le rendre malade, pour apprendre à son organisme à se défendre contre l'antigène tumoral concerné. Le système immunitaire sera ainsi en mesure de réagir rapidement lorsqu'il sera confronté aux « vraies » cellules cancéreuses porteuses de cet antigène, et la probabilité que les cellules malignes soient entièrement détruites sera beaucoup plus grande. Ces traitements sont appelés **vaccins anticancéreux**, parce qu'ils reposent fondamentalement sur le même principe qu'un vaccin contre une maladie infectieuse. Dans ce cas de figure, l'objectif n'est toutefois pas de prévenir mais bien de soigner une maladie. C'est pour cette raison que l'on parlera de **vaccins thérapeutiques**, par opposition aux vaccins « prophylactiques » ou préventifs (par ex. celui contre la grippe ou contre le cancer du col de l'utérus, que nous avons déjà évoqué au chapitre 4).

L'immunothérapie passive consiste à administrer au patient des médicaments qui stimulent l'activité de son système immunitaire ou à lui réinjecter ses propres cellules immunitaires après les avoir manipulées en laboratoire pour les « entraîner » à réagir de façon plus active et plus efficace aux cellules cancéreuses.

Une autre possibilité encore est de coupler des substances toxiques aux anticorps dirigés contre des tumeurs connues. Si ces derniers sont ensuite administrés au patient, ils vont se lier aux antigènes tumoraux présents sur les cellules cancéreuses et les détruire grâce à leur complément toxique.

L'immunothérapie en est encore largement au stade expérimental, quoiqu'elle connaisse un nombre croissant d'applications cliniques – fût-ce, là aussi, à titre de traitement adjuvant, en complément d'un ou plusieurs traitements classiques.

La **thérapie anti-angiogénique** est un autre mode de traitement novateur, basé cette fois sur un principe très différent. Nous avons expliqué au chapitre 2 comment une tumeur en développement est capable d'attirer vers elle des vaisseaux sanguins qui vont approvisionner ses cellules en oxygène et en nutriments (angiogenèse). La thérapie anti-angiogénique consiste à empêcher ce développement des vaisseaux sanguins en direction de la tumeur. Dans un passé récent ont ainsi été mis au point un certain nombre de médicaments capables de freiner l'angiogenèse en agissant au niveau des cellules de la paroi vasculaire. Si cet objectif peut être réalisé, les vaisseaux sanguins seront beaucoup moins nombreux à irriguer la tumeur et les cellules malignes seront largement privées d'oxygène et de nourriture, ce qui va freiner leurs divisions voire provoquer leur mort… et déboucher ainsi sur la résorption de la tumeur.

Les médicaments anti-angiogéniques doivent évidemment être utilisés avec une certaine prudence, car les tissus normaux aussi peuvent avoir besoin de nouveaux vaisseaux sanguins. De nombreuses études cliniques ont toutefois déjà été réalisées avec ces produits, et certains peuvent d'ores et déjà être utilisés en milieu hospitalier, contre des cancers bien spécifiques.

Enfin, nous mentionnerons encore ici les progrès enregistrés en matière de **thérapies (moléculaires) ciblées**, des traitements (systémiques) qui agissent de façon très spécifique sur certaines propriétés fonctionnelles ou génétiques des cellules cancéreuses. Les recherches réalisées ces dernières années dans le domaine de l'oncologie ont en effet livré une énorme quantité d'informations sur les mécanismes intimes du fonctionnement des cellules cancéreuses, y compris au niveau moléculaire, ce qui a permis d'identifier de nombreuses nouvelles « cibles » pour des médicaments novateurs.

Grâce à ces progrès, les chercheurs, médecins et firmes pharmaceutiques mettent régulièrement au point de nouveaux traitements capables d'agresser et de détruire des cellules malignes bien précises… Et, puisqu'il n'y a aucune raison de penser que nos connaissances ne continueront pas à se développer dans les années à venir, tout porte à croire que nous disposerons dans le futur de traitements de plus en plus individualisés.

Grâce à cette approche reposant à la fois sur le terreau génétique du patient et sur le profil génétique de la tumeur, il est permis d'espérer que chaque malade pourra un jour bénéficier d'une thérapie ciblée sur mesure.

Médecines non conventionnelles

Il n'existe généralement pas de données scientifiques solides à l'appui des vertus thérapeutiques des **traitements « non conventionnels »** tels que la phytothérapie, l'homéopathie, l'acupuncture, etc. Ceux-ci ne peuvent donc pas être considérés comme des alternatives valables aux thérapies classiques scientifiquement reconnues.

Certains peuvent néanmoins avoir leur utilité chez les patients atteints de cancer, en particulier pour atténuer les lourds effets secondaires des traitements classiques. En l'absence d'explications scientifiques sur leur action, on peut se demander si leur effet n'est pas essentiellement psychologique (effet placebo). Quoi qu'il en soit, ce qu'il reste essentiel de retenir est que la condition *sine qua non* de leur usage tient au fait qu'ils ne peuvent en aucun cas remplacer, exclure ou contrecarrer les traitements classiques. Si un patient souhaite avoir recours à l'une de ces méthodes, il est indispensable qu'il le fasse en concertation étroite avec le médecin (oncologue) traitant ou tout au moins que celui-ci en soit parfaitement informé, afin de pouvoir s'assurer que le traitement alternatif n'est pas dangereux et ne compromet pas les autres thérapies utilisées.

6

EN QUELQUES **LIGNES**

À l'heure actuelle, il est possible de guérir complètement un peu plus de la moitié des personnes atteintes de cancer. Les trois options thérapeutiques les plus utilisées actuellement sont :

1. La chirurgie, qui consiste à opérer le patient pour éliminer le tissu cancéreux.
2. La radiothérapie, qui consiste à exposer le tissu cancéreux à des rayonnements qui vont tuer les cellules malades.
3. Les traitements médicamenteux qui, contrairement aux deux modalités précédentes, s'appliquent à l'entièreté de l'organisme (thérapies systémiques). Leur forme la plus connue est la chimiothérapie, qui consiste à administrer des substances toxiques pour les cellules cancéreuses en division, mais il est également possible d'avoir recours à certaines hormones (hormonothérapie) ou à certains traitements moléculaires ciblés, actuellement en plein développement.

Un traitement qui vise à guérir le malade est dit « curatif ». Si cet objectif n'est pas raisonnablement envisageable, on propose des traitements qui visent avant tout à préserver la qualité de vie et ce, parfois pendant plusieurs années. On parle alors de « traitement palliatif ». À ne pas confondre avec les « soins palliatifs », qui sont mis en œuvre quand on prévoit que le décès arrivera à relativement brève échéance. Les soins palliatifs s'intéressent davantage au patient et à son entourage qu'à la maladie proprement dite.

7 LA RECHERCHE SCIENTIFIQUE

Dans les chapitres précédents, nous avons eu l'occasion d'aborder de manière relativement approfondie l'apparition, la croissance et le traitement des cancers. Les scientifiques en savent déjà très long sur les mécanismes de la croissance et du fonctionnement des cellules cancéreuses, et il serait évidemment impossible de présenter un aperçu exhaustif de ces connaissances dans le cadre limité de cet ouvrage. Les experts sont parvenus à explorer jusqu'aux plus infimes méandres moléculaires du cancer et à découvrir une foule de gènes et de protéines intervenant dans l'apparition et le développement de la maladie. Cette compréhension très poussée est le résultat de nombreuses années de recherches réalisées par des milliers de scientifiques et de médecins partout dans le monde. Grâce à des travaux pionniers en biologie moléculaire, la recherche biomédicale en oncologie vit actuellement une période riche en découvertes majeures et en théories nouvelles. Reste à présent à (continuer à) traduire ces connaissances en nouvelles approches de prévention et de traitement – un défi de première importance pour les chercheurs qui se concentrent sur le domaine de l'oncologie !

La recherche sur le cancer peut prendre différentes formes, dont vous trouverez un aperçu schématique ci-dessous. Dans la suite de ce chapitre, nous nous attarderons plus en profondeur sur les techniques de recherche proprement dites.

Études épidémiologiques
Études statistiques
Études prospectives
Études rétrospectives

Études expérimentales	
in vitro : cellules et lignées cellulaires	(recherche fondamentale et préclinique)
in vivo : chez l'animal	(recherche fondamentale et préclinique)
in vivo : chez des patients	(recherche clinique)

La recherche épidémiologique

La **recherche épidémiologique** est une première option qui s'offre aux chercheurs. Comme nous l'avons expliqué au chapitre 3, l'épidémiologie est la discipline qui s'intéresse à la survenue d'une maladie (*in casu*, le cancer) au sein d'une population. En première instance, elle va livrer des statistiques qui nous apprendront où, quand et comment la maladie se manifeste. Ces données seront ensuite examinées par des épidémiologistes qui pourront par exemple déduire certaines de ses causes.

Supposons par exemple qu'un scientifique veuille déterminer s'il existe un lien de cause à effet entre les rayons générés par la téléphonie mobile et les tumeurs cérébrales. S'il décide d'étudier la question sous l'angle épidémiologique, il pourra comparer la fréquence de ce type de tumeurs entre deux groupes de population – un groupe qui fait de son téléphone portable un usage intensif (par ex. des hommes et femmes d'affaires) et un groupe chez qui cette utilisation est marginale (par ex. personnes ne possédant pas de téléphone portable). Dans une expérience de ce type, le premier groupe sera appelé **groupe d'étude** et le second **groupe contrôle**. Pour pouvoir réaliser une comparaison valable entre les deux groupes, il est important qu'ils soient aussi semblables que possible. En d'autres termes, il faudrait idéalement que seul varie le phénomène à étudier (en l'occurrence, l'usage du téléphone portable), tous les autres paramètres (sexe, âge, lieu de résidence, habitudes alimentaires…) étant aussi proches que possible entre les deux groupes.

Concrètement, notre chercheur pourrait par exemple suivre un millier d'utilisateurs fréquents (groupe d'étude) et un millier de non-utilisateurs (groupe contrôle) tout au long de leur vie, afin de déterminer combien de personnes développent une tumeur au cerveau dans chacun des deux groupes. Au final, la comparaison de ces données pourrait livrer un certain nombre d'informations sur le lien éventuel entre l'utilisation du téléphone portable et la survenue d'un cancer : si par exemple on observe davantage (ou au contraire le même nombre) de tumeurs cérébrales dans le groupe d'étude que dans le groupe contrôle, il est possible d'en tirer certaines conclusions quant à l'existence d'un lien de cause à effet entre ces deux facteurs (ou pas).

Si l'on veut obtenir des données les plus fiables possibles, de telles recherches épidémiologiques nécessitent toutefois un grand nombre de participants. Dans l'exemple ci-dessus, la comparaison de dix gros utilisateurs de téléphone portable et de dix non-utilisateurs, par exemple, ne permettrait pas du tout de tirer des conclusions ! Dans ce cas de figure, la marge d'erreur deviendrait en effet trop importante : la probabilité d'obtenir des résultats inexacts serait excessive. Le nombre de personnes enrôlées dans une telle étude, l'**échantillon**, devra donc toujours être suffisamment important pour livrer des données statistiquement fiables.

La recherche épidémiologique quant aux causes d'une pathologie peut être effectuée de manière soit **prospective**, soit **rétrospective**. Dans le premier cas, on part de la cause suspectée pour examiner la survenue de la conséquence attendue. Dans le second, on part au contraire de la conséquence pour aller rechercher, dans les événements qui précèdent, une cause potentielle.

L'exemple que nous avons évoqué plus haut adopte un point de vue prospectif, puisqu'il part d'une cause possible (l'utilisation du téléphone portable) pour en analyser ensuite les conséquences (l'apparition d'une tumeur cérébrale). Prenons à présent un autre cas de figure pour illustrer l'approche rétrospective. Supposons par exemple qu'un groupe d'individus présente une fréquence anormale de tumeurs de la plèvre (mésothéliome). Les experts s'attacheront alors à rechercher, dans leurs antécédents, ce qui pourrait expliquer cette incidence accrue (par ex. le fait d'avoir tous travaillé dans l'industrie de l'amiante). Ici, il s'agit bien d'une analyse rétrospective, puisqu'on part de la conséquence pour tenter d'identifier la ou les causes.

Les études épidémiologiques sont souvent une entreprise de longue haleine, parce qu'elles supposent un échantillon suffisamment grand et qu'elles s'intéressent généralement à un effet qui ne se manifeste qu'à long terme. Les recherches que nous avons mentionnées plus haut à titre d'exemple (le lien entre téléphonie mobile et tumeurs cérébrales) ne sont d'ailleurs pas encore tout à fait terminées.

La recherche expérimentale

La **recherche expérimentale** est une seconde forme que peut prendre la recherche en cancérologie. Elle consiste cette fois à réaliser des expériences dans le cadre d'un laboratoire ou d'un hôpital. Supposons par exemple, à titre d'illustration, qu'un chercheur ait développé un nouveau médicament dont il veut tester l'efficacité contre certaines cellules cancéreuses. Il va alors concevoir une expérience consistant à traiter les cellules malades qui l'intéressent avec son produit dans un laboratoire de recherche. Il peut pour cela « cultiver » les cellules au laboratoire en les plongeant dans des éprouvettes, des coupelles (boîtes de Petri) ou des flacons remplis d'un fluide nutritif, qui seront ensuite placés dans un **incubateur** simulant les conditions internes de l'organisme (37°C, apports suffisants en oxygène, degré d'hygrométrie élevé). Les cellules cancéreuses pourront y poursuivre leur développement tout en faisant l'objet de contrôles microscopiques réguliers. Ce type de recherche expérimentale est ce que l'on appelle une étude *in vitro* (un terme qui signifie qu'elle est réalisée en dehors de l'organisme du patient ou de l'animal de laboratoire, souvent dans une éprouvette ou une boîte de Petri).

Le plus souvent, les études *in vitro* font appel à des **lignées cellulaires**. Une lignée de cellules cancéreuses se compose d'un ensemble de cellules malignes qui ont été un jour prélevées sur la tumeur d'un animal ou d'un patient humain avant d'être multipliées dans un laboratoire. Il s'agit en quelque sorte de cellules « immortelles », puisqu'elles peuvent continuer à se multiplier à l'infini dans les éprouvettes des chercheurs ! Il est même possible de les congeler pendant des périodes prolongées (à -80° C ou même -196° C) ; une fois décongelées, elles reprendront leur croissance et leur multiplication comme si de rien n'était. HeLa, la plus connue et vraisemblablement la plus ancienne des lignées cellulaires humaines, provient de cellules prélevées sur une tumeur du col de l'utérus chez une patiente afro-américaine, Henrietta Lacks (dont les initiales ont servi à composer le nom). Isolée, mise en culture et rapportée pour la première fois en 1953, cette lignée cellulaire est aujourd'hui présente dans des centaines de laboratoires de recherche partout dans le monde, où elle est utilisée pour étudier les aspects les plus divers du cancer.

Mais revenons-en à notre chercheur et à son nouveau médicament. Pour évaluer *in vitro* l'efficacité de sa création contre certaines cellules cancéreuses, il pourra par exemple prélever deux échantillons de cellules cancéreuses dont l'un sera traité avec le nouveau produit tandis que l'autre ne subira aucune manipulation particulière (cellules contrôles). Les deux groupes seront ensuite examinés au moyen d'un microscope afin de vérifier si les cellules traitées par le nouveau médicament ont souffert plus que les autres.

De tels tests *in vitro* sur des lignées cellulaires sont très fréquents dans le domaine de la cancérologie expérimentale. Ils sont relativement simples à réaliser, facilement contrôlables, pas trop onéreux et ne nécessitent pas d'animaux de laboratoire. Leur principal défaut est qu'il n'est généralement pas possible de traduire directement leurs résultats dans la pratique de terrain. Le plus souvent, les expériences *in vitro* ne nous renseignent en effet que sur les effets d'un produit sur les cellules cancéreuses isolées, et pas du tout sur la manière dont il affecte l'organisme des malades. De ce fait, elles doivent toujours être complétées par des études humaines ou animales. Ces expériences sont alors dites *in vivo* (réalisées sur un corps vivant).

Dans notre exemple ci-dessus, notre chercheur pourrait par exemple enchaîner avec une expérience complémentaire *in vivo* consistant à traiter un groupe d'animaux atteints d'un cancer au moyen de son nouveau produit. Cette approche lui permettrait d'observer chez ces sujets vivants si et comment la tumeur se résorbe (au moyen d'un CT-scan, par exemple) et dans quelle mesure l'animal voit ses chances de survie s'améliorer. Bien entendu, il faudra là aussi prévoir un certain nombre de sujets contrôle – par exemple un groupe d'animaux sains et un groupe d'animaux malades qui recevront un produit sans constituant actif (appelé **placebo**).

Les expériences *in vivo* et les études sur des patients humains s'intéresseront également à d'autres éléments. Les chercheurs examineront par exemple comment le médicament réagit à l'intérieur de l'organisme en réalisant à intervalles réguliers des prélèvements de sang ou d'urine (qui leur permettront de déterminer dans quelle mesure le produit a été transformé ou éliminé par les reins ou le foie). Ces échantillons seront ensuite analysés au laboratoire afin d'identifier par exemple les molécules issues de la dégradation du produit ou les substances actives excrétées.

Contrairement aux études *in vitro* et aux études *in vivo* sur des animaux, qui relèvent du champ de la

recherche fondamentale ou de la **recherche préclinique**, les études réalisées sur des patients (au sein d'un hôpital) sont des études dites **cliniques**. Elles représentent l'ultime étape des travaux préalables à l'utilisation d'un nouveau traitement en routine.

Il est très important qu'il existe une bonne interaction entre le laboratoire de recherche et l'hôpital, où se déroule le volet clinique. Cette interface relève de la **recherche translationnelle**, qui consiste à transposer les résultats obtenus au laboratoire à la prise en charge des malades à l'hôpital. Si par exemple une nouvelle combinaison chimiothérapie-radiothérapie semble prometteuse dans les études *in vitro*, cette information pourra être communiquée aux médecins, qui auront ainsi la possibilité d'appliquer une approche thérapeutique plus efficace. Dans l'autre sens, des questions cliniques qui surgissent au sein d'un département hospitalier peuvent également être adressées au laboratoire, qui s'efforcera d'y apporter une réponse scientifique.

À titre de synthèse, nous avons repris les différentes formes de recherche expérimentale entourant le développement d'un médicament et leur ordre de succession le plus habituel dans la figure ci-après. Bien souvent, il s'écoulera une dizaine d'années voire davantage avant qu'un nouveau traitement puisse éventuellement être utilisé en routine chez de vrais patients.

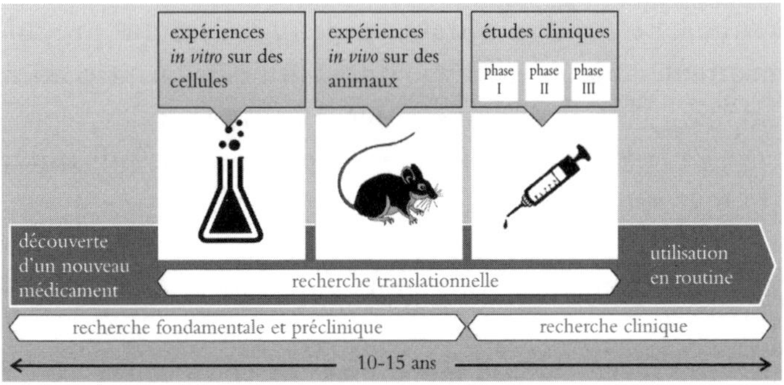

Les études cliniques sont à leur tour subdivisées en différentes phases chronologiques. Les **études de phase I** consistent à étudier les effets d'un nouveau médicament (déjà testé *in vitro* et *in vivo* chez l'animal, mais pas encore chez l'être humain) chez un groupe de patients (souvent relativement limité) pour qui les autres traitements ne sont pas ou plus efficaces. À ce stade, les chercheurs s'intéresseront surtout à la tolérance (toxicité) du nouveau produit et à son dosage optimal.

Les **études de phase II** viseront à déterminer précisément ses effets thérapeutiques. Elles seront souvent réalisées chez des patients atteints d'une forme de cancer bien spécifique, de manière à en évaluer le mieux possible l'efficacité.

Les **études de phase III**, enfin, ont pour objectif d'établir l'impact d'un traitement ou d'une combinaison de traitements chez un grand nombre de patients. Au terme de ce parcours, le médicament pourra éventuellement être approuvé en vue d'une utilisation en routine.

Les expériences *in vivo* et les études réalisées sur des patients sont soumises à une réglementation très stricte. La loi fixe par exemple très précisément le type et le nombre d'animaux pouvant être utilisés à des fins données. Les chercheurs ne peuvent en outre pas lancer une étude animale sans autre forme de procès : chaque expérience doit d'abord être approuvée par un groupe d'experts chargé d'en évaluer la conception et de s'assurer qu'aucune objection éthique ne s'oppose à sa réalisation. Ces experts sont réunis au sein d'un **comité d'éthique** composé de scientifiques, de médecins et de spécialistes de l'éthique, qui s'efforceront d'évaluer d'une manière objective et indépendante si l'expérience prévue est défendable d'un point de vue moral. Ils se demanderont par exemple si le nombre d'animaux utilisés n'est pas disproportionné et si tout est mis en œuvre pour assurer leur bien-être.

Les études cliniques chez l'homme sont également encadrées par une législation éthique très stricte et contrôlées par des comités d'éthique rattachés aux hôpitaux ou aux universités.

La participation à un essai clinique est soumise à certains critères, et tous les patients ne sont donc pas concernés. C'est l'oncologue traitant ou l'équipe médicale qui déterminera quels malades sont de bons candidats. Là encore, cet aspect est strictement réglementé et l'inclusion dans l'étude sera toujours décidée en étroite concertation avec l'intéressé : même avec un profil idéal, personne n'est jamais obligé de participer ! Un essai clinique n'exposera toutefois jamais les participants à des expériences risquées. Leur médecin les informera aussi toujours au préalable du déroulement précis de l'étude et des risques et bénéfices attendus ou possibles avant de leur demander leur accord oral et écrit. Ce n'est qu'une fois que toutes ces conditions sont réunies que la personne pourra être enrôlée dans l'étude. Enfin, le patient a également le droit de se retirer à tout moment sans que cela n'ait la moindre conséquence sur sa prise en charge ultérieure.

La recherche scientifique oncologique ne se limite évidemment pas au développement de nouveaux médicaments : elle est active dans une multitude de domaines allant de l'apparition et de la croissance des cellules cancéreuses aux études cliniques. Des groupes de recherche s'attachent aujourd'hui à améliorer notre compréhension de la croissance des cellules cancéreuses, à étudier les propriétés génétiques de certains types de tumeurs, à développer de nouveaux marqueurs ou techniques de dépistage, à tester des combinaisons thérapeutiques novatrices, à explorer les mécanismes d'apparition des métastases, à identifier les liens entre la maladie et certaines substances chimiques ou aliments… Partout dans le monde, la recherche se poursuit à un rythme soutenu, ouvrant la voie à de nouveaux développements majeurs dans le domaine de l'oncologie – avec pour objectif ultime sinon d'écarter une fois pour toutes le spectre du cancer, du moins d'en faire une maladie complètement guérissable !

7 EN QUELQUES **LIGNES**

Les résultats remarquables obtenus ces dernières années dans la lutte contre les cancers sont le résultat des nombreuses recherches menées par des milliers de scientifiques partout dans le monde. Ces recherches ont permis de comprendre les mécanismes intimes du développement des tumeurs.

La recherche en matière de cancer peut se faire de plusieurs manières. L'épidémiologie s'intéresse à la survenue de la maladie et tente de livrer des statistiques qui nous apprendront où, quand et comment elle se manifeste. Ces données serviront ensuite à déduire certaines de ses causes.

La recherche expérimentale cherche quant à elle à tester de nouvelles approches thérapeutiques, dans le cadre d'un laboratoire ou d'un hôpital. Elle peut porter sur des cellules en culture, des animaux ou, finalement, sur des patients. On parle alors d'études cliniques. Elles permettent à des malades d'avoir accès à des traitements de pointe dans un cadre soigneusement balisé et codifié. Une étude clinique est toujours soumise à l'avis d'un comité d'éthique et doit se faire avec le consentement éclairé du malade.

CONCLUSION

Notre connaissance du cancer est déjà très étendue, et nous en comprenons aujourd'hui de mieux en mieux l'apparition et l'évolution. Les progrès biomédicaux et technologiques engrangés ces dernières années ont permis à l'oncologie moderne de progresser à pas de géant, et ce n'est pas fini !

Malheureusement, force est de constater que de nombreuses questions restent encore sans réponses et que la proportion de patients qui pourront être complètement et définitivement guéris est encore trop faible. Il est donc indispensable de continuer à investiguer cette maladie extrêmement complexe, ce qui demandera encore d'énormes efforts de recherche dans le futur.

Heureusement, le monde scientifique continue à réaliser une quantité formidable de travaux de grande qualité dans le domaine oncologique : un peu partout sur la planète, des centaines d'équipes de chercheurs s'efforcent d'apporter une réponse à la multitude de questions encore ouvertes. Chacune se concentre sur quelques aspects bien spécifiques de la cellule ou du patient cancéreux, comme sur quelques pièces d'un immense puzzle dont, espérons-le, toutes les pièces finiront un jour par être assemblées…

Pour donner une idée de l'ampleur des recherches oncologiques actuellement en cours, signalons simplement que deux des principaux événements scientifiques annuels dans le domaine de l'oncologie, les congrès de l'*American Association for Cancer Research* et de l'*American Society of Clinical Oncology,* réunissent chacun environ vingt mille scientifiques en provenance des quatre coins du monde, qui viennent y échanger leurs points de vue et résultats. Chacun de ces participants appartient en outre lui-même à une équipe pouvant compter plusieurs dizaines de chercheurs ; au total, ce sont donc des dizaines de milliers d'experts qui planchent chaque jour sur les mécanismes du cancer ou sur les nouvelles pistes thérapeutiques. Ce nombre est révélateur de la complexité de la maladie, mais également du fait que la lutte se poursuit sans désarmer !

Dans un mois ou dans dix ans, les questions encore en suspens auront trouvé une réponse. Patients, médecins et chercheurs ne sont jamais seuls dans la lutte contre le cancer. C'est ensemble que nous continuerons à chercher les moyens de guérir entièrement la maladie. Et ensemble, nous gagnerons la bataille !

LES QUESTIONS CLÉS (ET LEURS RÉPONSES)

Vous trouverez dans ce dernier chapitre des réponses aussi concises que possible à un certain nombre de questions fréquemment posées à propos du cancer. Lorsque c'est possible, nous renvoyons également aux chapitres du livre qui abordent ces aspects de manière plus détaillée.

Qu'est-ce que le cancer ?

Le cancer est une maladie qui apparaît lorsque l'une des milliards de cellules qui composent notre corps déraille et commence à se multiplier de façon rapide et incontrôlée pour former un amas de cellules malignes. En l'absence de traitement, cette masse (appelée tumeur) peut provoquer d'importants dégâts dans l'organisme.
Voir chapitre 1

Qu'est-ce qu'une métastase ?

Au cours de son développement, la tumeur peut libérer des cellules malignes qui vont se propager un peu partout dans l'organisme grâce aux vaisseaux sanguins et lymphatiques. Lorsque ces cellules se fixent à un autre endroit du corps

(par ex. dans un ganglion lymphatique ou dans un organe comme le poumon), elles peuvent y provoquer l'apparition de nouveaux foyers cancéreux, appelés tumeurs secondaires ou métastases. Par exemple, le cancer du sein provoque souvent des métastases dans les ganglions de l'aisselle, tandis que celui du côlon se propage facilement vers le foie.
Voir chapitre 2

Quand dit-on qu'une tumeur est bénigne ou maligne ?

Les tumeurs se développent de différentes manières suivant le type de cellules qui les composent. Celles qui grandissent de manière clairement délimitée, sans envahir d'autres organes ou générer de métastases, sont qualifiées de bénignes. Elles ne sont pas cancéreuses. Les tumeurs dites malignes se composent au contraire de cellules cancéreuses agressives et affichent une forme irrégulière. Elles s'infiltrent fréquemment dans les tissus avoisinants et génèrent souvent des métastases. Il s'agit donc bien de cancers.
Voir chapitre 2

Dans quelles régions du corps un cancer peut-il se développer et quelles sont ses formes les plus fréquentes ?

En principe, un cancer peut apparaître à n'importe quel endroit où des cellules se divisent. Certains tissus et organes y sont toutefois plus sensibles que d'autres. Chez

les femmes, le cancer du sein est de loin le plus fréquent, suivi par les tumeurs de l'intestin, du poumon, de l'utérus et de la peau. Chez les hommes, ce sont les cancers de la prostate, du poumon, du côlon, de la tête et du cou et de la vessie qui occupent le haut du classement.
Voir chapitre 3

Le cancer peut-il toucher n'importe qui ?

Un risque de cancer existe chez chacun d'entre nous et il augmente avec l'âge. En Occident, environ une personne sur trois en sera victime au cours de sa vie. Cela ne veut toutefois pas dire qu'il n'est pas possible de prévenir la maladie, ne fût-ce qu'en partie : adopter un mode de vie sain et écarter les facteurs de risque permet déjà d'éviter l'apparition de bon nombre de tumeurs.
Voir chapitres 3 et 4

Le risque de cancer est-il identique pour les deux sexes ?

Non : il est globalement un peu plus élevé chez les hommes (30 à 35%, contre 25% chez les femmes) et certaines tumeurs touchent préférentiellement l'un ou l'autre sexe. Celles de la tête et du cou, de la gorge, du poumon, de l'œsophage ou de la vessie sont par exemple plus fréquentes chez l'homme, généralement sous l'effet de facteurs de risque tels que la consommation de tabac ou d'alcool. Les cancers de la thyroïde et ceux de la peau

sont par contre un peu plus fréquents chez les femmes ; ils se développent essentiellement sous l'effet de facteurs hormonaux et de l'exposition au soleil.
Voir chapitre 3

Le cancer est-il une maladie de notre époque ?

Pas du tout : le cancer existe depuis des siècles et probablement même depuis l'aube de l'humanité, voire avant (chez l'animal). Ce n'est donc absolument pas une maladie propre à notre époque ou à notre civilisation, même si le nombre de cas n'a cessé de progresser au cours des dernières décennies. Cette évolution s'explique par le vieillissement croissant de la population et la transformation de nos conditions de vie (e.a. au niveau de facteurs personnels tels que l'exposition au tabac, la sédentarité, l'obésité ou la pollution environnementale).
Voir introduction et chapitre 3

Le cancer est-il une maladie de la vieillesse ?

Le risque augmente en effet avec l'âge pour la majorité des formes. Cela s'explique par l'accumulation d'erreurs dans le code génétique de la cellule tout au long de la vie, qui risquent de plus en plus de déboucher sur un « dérapage » (et donc sur l'apparition d'un cancer) à mesure que l'âge avance. Plus de la moitié des cancers surviennent après 60 ans.
Voir chapitres 1 et 3

Quelles sont les causes du cancer ?

Il est probable que la plupart des cancers découlent en premier lieu de facteurs externes ou environnementaux : on estime que 80 à 90 % des tumeurs seraient la conséquence d'influences extérieures. Une fraction beaucoup plus limitée résulte de défauts génétiques ou d'erreurs survenant de manière spontanée à l'intérieur de la cellule. Parmi les principaux facteurs externes responsables de l'apparition de maladies cancéreuses, retenons la fumée du tabac, la pollution chimique, l'amiante et les rayons ultraviolets du soleil. La fumée du tabac est, et de loin, la première cause externe de cancer.
Voir chapitre 4

Le tabagisme est-il toujours nocif ?

Oui, même si vous ne fumez que quelques cigarettes par jour ou par semaine ! La fumée du tabac contient en effet plusieurs milliers de substances toxiques et cancérigènes qui endommagent gravement les cellules de l'organisme. Elles affectent l'ensemble du corps, et tout particulièrement les poumons, le cœur et les vaisseaux sanguins. Plus de 30 % de tous les cancers et environ 80 à 90 % des cancers pulmonaires sont provoqués par le tabac. Le tabagisme passif (le fait d'inhaler la fumée des autres) est également néfaste pour la santé, et présente un lien très clair avec le risque de cancer du poumon, de maladies respiratoires et d'affections cardiovasculaires. À terme, une exposition

passive régulière à la fumée du tabac (par ex. lors de sorties ou parce que le conjoint fume) peut accroître le risque de cancer du poumon de 10 à 30% chez un sujet non fumeur. La présence de fumée dans l'air ambiant a également un effet extrêmement délétère sur la santé et le développement des enfants.
Voir chapitre 4

Fumer le cigare, la pipe, la chicha ou du cannabis est-il moins dangereux ?

Les personnes qui fument le cigare ou la pipe inhalent souvent moins profondément parce que la fumée a un goût plus fort, ce qui rend ces produits un peu moins nocifs que la cigarette. Ils n'en restent pas moins un important facteur de risque de cancer (du poumon) et de maladies cardio-vasculaires. En outre, ils augmentent aussi l'incidence des tumeurs de la bouche et des lèvres.

La chicha ou narguilé est également extrêmement néfaste : en dépit des apparences et des idées reçues, les arômes et parfums ajoutés ne diminuent en rien ses effets toxiques et cancérigènes – pas plus que l'eau, du reste ! Bien souvent, la fumée est en outre inspirée plus longuement et plus profondément, ce qui en accroît encore les effets délétères. Certaines études ont même démontré que fumer le narguilé pendant une heure était aussi nocif que… 100 à 200 cigarettes !

Les joints, mélange de tabac et de cannabis, sont également nettement plus nocifs qu'une cigarette ordinaire : l'impact de trois joints sur le risque de cancer ou de maladies cardiovasculaires correspond à celui de tout un paquet de cigarettes… sans compter qu'ils peuvent également être à l'origine de graves troubles psychologiques.

Cela vaut-il toujours la peine d'arrêter de fumer ?

Arrêter de fumer est utile en toutes circonstances et à tout âge, même après des années de tabagisme. Une exposition prolongée à la fumée du tabac provoque certes des dommages irréversibles, mais certains mécanismes pourront néanmoins se rétablir en partie : chez la majorité des personnes qui renoncent à cette mauvaise habitude, on observe très rapidement une amélioration de certaines fonctions corporelles, notamment l'approvisionnement des cellules et organes en oxygène. En outre, les sujets qui sont déjà malades verront souvent leur état se dégrader moins rapidement.

Si vous voulez arrêter de fumer, n'hésitez pas à demander l'aide de votre médecin traitant ou d'un tabacologue. Ils pourront vous proposer une série d'outils efficaces pour vous soutenir. Dans la plupart des pays, on peut aussi faire appel à de l'aide et du soutien par téléphone (« Quit lines »).

En France : Tabac Info Service 0825 309 310
En Belgique : ligne Tabacstop 0800 111 00 (gratuit)
Voir chapitre 4

Que faut-il penser de la cigarette électronique ?

Il est encore trop tôt pour formuler une opinion définitive. En théorie, sur le plan du cancer, la cigarette électronique est probablement moins nocive que la cigarette classique puisqu'il n'y a pas de combustion. Or c'est la combustion du tabac qui génère la production de substances cancérigènes. Par contre, même en inhalation, la nicotine reste extrêmement néfaste pour le cœur et les vaisseaux.

La principale crainte des médecins face à la cigarette électronique est qu'elle normalise le fait de fumer et le rende attractif auprès des jeunes. Sous des dehors anodins, elle banalise l'usage de la nicotine, qui est une drogue dure provoquant une accoutumance tenace. Et le fait de porter l'objet à la bouche comme une cigarette installe une dépendance psychologique au geste de fumer.

L'utilisation du téléphone portable peut-elle provoquer des cancers ?

Même si la plupart des études réalisées jusqu'ici ne confirment pas cette hypothèse, l'Organisation mondiale de la santé a récemment déclaré les ondes de la téléphonie mobile potentiellement cancérigènes, surtout au niveau du cerveau. Ce lien devra toutefois encore être confirmé par des recherches complémentaires. En attendant d'en savoir plus, mieux vaut utiliser ces appareils avec prudence, en évitant les conversations téléphoniques prolongées et

en veillant à ne pas tenir le téléphone trop près de l'oreille – en particulier chez les enfants.
Voir chapitre 4

La consommation d'alcool peut-elle accroître le risque de cancer ?

Une forte consommation d'alcool (et en particulier de boissons fortement alcoolisées) est un facteur de risque démontré pour les cancers de la bouche, de la gorge, de l'œsophage, du foie et du sein. Dans les pays développés, l'alcool est responsable de 3 à 10 % des décès par cancer.

L'association du tabac et de l'alcool est tout particulièrement à déconseiller, car leurs effets néfastes se renforcent mutuellement et leur risque cumulé dépasse de loin la somme de leurs risques individuels.

Chez la majorité des sujets (non-fumeurs), certaines études montrent déjà un risque à partir d'une consommation modérée d'alcool (un verre par jour) ce qui donne à penser qu'il n'y a pas de consommation dénuée de risque.
Voir chapitre 4

L'exposition au soleil ou au banc solaire est-elle dangereuse ?

Le soleil et les bancs solaires génèrent une grande quantité de rayons ultraviolets qui peuvent, en cas d'exposition excessive, endommager les cellules cutanées et accroître le risque de dérapage et donc de cancer de la peau. L'exposition à un rayonnement très intense (par ex. en milieu de journée) ou trop prolongée est formellement déconseillée. Il conviendra donc de prendre les précautions nécessaires, notamment en appliquant une crème solaire à haut indice de protection ou en se mettant régulièrement à l'ombre. Chez les enfants, dont les cellules cutanées se divisent beaucoup plus rapidement que celles des adultes, l'exposition excessive au soleil est particulièrement dangereuse et peut accroître sensiblement le risque de cancer de la peau plus tard dans la vie.

L'usage du banc solaire est à éviter également car il accélère le vieillissement cutané et peut aussi favoriser l'apparition de cancers de la peau. La rumeur qui lui attribue un rôle protecteur contre les dangers du soleil est complètement fausse : les cellules cumulent au contraire les ultraviolets en provenance du soleil et du banc solaire, ce qui accroît encore leurs effets néfastes.
Voir chapitres 1 et 4

La consommation de fruits et légumes a-t-elle un effet protecteur ?

Un grand nombre d'études laissent entendre que des apports suffisants en fruits et légumes pourraient avoir un effet protecteur contre les maladies oncologiques… Et même si cet impact favorable ne fait pas l'unanimité

parmi les chercheurs, les nombreuses vertus avérées de ces aliments justifient déjà à elles seules qu'on les consomme sans modération ! En plus de contenir nombre de substances bénéfiques (vitamines, antioxydants, etc.), ils pourraient d'ailleurs également nous assurer une protection par des mécanismes encore largement inconnus…
Voir chapitre 4

Le stress et le pessimisme peuvent-ils déclencher l'apparition d'un cancer ?

Le rôle d'un stress émotionnel dans l'apparition d'un cancer n'a jamais été démontré de façon univoque. On sait que les tensions peuvent affecter de façon négative la santé globale et les défenses immunitaires… Mais l'existence d'un lien de cause à effet avec les maladies oncologiques reste incertaine et, pour tout dire, plutôt improbable. Certaines études ont néanmoins démontré que l'optimisme pouvait contribuer à la guérison, y compris chez les patients cancéreux.

Le cancer est-il héréditaire ?

Généralement pas, même si un petit nombre de cas (5 % environ) présentent effectivement un caractère familial. L'immense majorité des cancers sont le fruit d'influences extérieures ou d'erreurs génétiques spontanées, et ne sont donc pas héréditaires.
Voir chapitre 4

Le cancer est-il contagieux ?

La maladie elle-même n'est pas contagieuse : il est impossible de l'attraper en soignant une personne qui en est atteinte. Un petit nombre de cancers sont toutefois provoquées par un agent infectieux transmissible. Ainsi, les cancers du col de l'utérus sont attribuables au papillomavirus humain, un virus assez fréquent qui peut se transmettre au cours des rapports sexuels. Cela ne signifie toutefois pas que l'infection par le papillomavirus humain débouche automatiquement sur l'apparition d'un cancer : il sera le plus souvent éliminé spontanément par nos défenses immunitaires. Et en tout état de cause, la tumeur cancéreuse elle-même n'est jamais contagieuse, quels que soient les contacts (même intimes) que vous entretenez avec le patient !
Voir chapitre 4

Le cancer est-il évitable ?

Les spécialistes pensent aujourd'hui que la majorité des cancers sont provoqués par des facteurs externes, qui présentent souvent un lien étroit avec nos conditions de vie. Adopter un mode de vie sain, ne pas fumer, veiller à conserver un poids normal, bouger suffisamment et manger des fruits et légumes en abondance peut déjà beaucoup contribuer à éviter ces mauvaises influences. Certaines estimations chiffrent à plus de 50% la proportion de cancers qui pourraient être évités par une pré-

vention adéquate. Soulignons que le tabagisme demeure à ce jour la première cause de tumeurs cancéreuses : sans cette mauvaise habitude, plus de 30 % des décès par cancers pourraient être évités !
Voir chapitre 4

Qu'est-ce que le screening ou dépistage de population ?

Le screening ou dépistage systématique consiste à examiner une population en bonne santé afin de rechercher la présence éventuelle de cancers qui ne se seraient pas encore manifestés. Le screening cible donc des personnes qui ne présentent aucun symptôme, mais dont on sait que le risque est accru (du fait de leur tranche d'âge, par exemple). Ces personnes seront activement invitées à se soumettre à un examen de dépistage à l'hôpital, au cabinet d'un médecin généraliste ou spécialiste, dans des structures temporaires spécialement créées à cet effet, voire à domicile (dépistage du cancer colorectal).

Le dépistage systématique permet d'identifier les éventuelles petites anomalies ou tumeurs à un stade très précoce et de débuter immédiatement un traitement, ce qui accroît sensiblement les chances de guérison. Un bon exemple en est le dépistage par mammographie du cancer du sein, proposé tous les deux ans aux femmes de 50 à 70 ans.
Voir chapitre 4

La pilule contraceptive a-t-elle une influence sur le risque de cancer ?

Les diverses études réalisées à ce sujet ne sont pas toujours parvenues à des conclusions univoques. Un certain nombre d'entre elles ont observé un risque diminué de cancer des ovaires chez les femmes qui prenaient la pilule, mais l'utilisation prolongée de ce type de contraceptif pourrait également s'accompagner d'un risque légèrement accru de cancer du sein. Cet effet ne se retrouve toutefois pas dans d'autres travaux plus récents et la question reste donc très controversée. Dans l'attente d'autres recherches à ce sujet, le mieux est de se conformer aux conseils du généraliste ou gynécologue.

Comment savoir si l'on souffre d'un cancer ?

Un cancer apparaît lorsqu'une cellule « déraille » et commence à se multiplier de façon incontrôlée pour former une tumeur. Si celle-ci est proche de la surface, elle pourra au bout d'un certain temps devenir perceptible de l'extérieur. La plupart sont situées toutefois beaucoup plus profondément, dans nos organes internes, et provoquent des symptômes en comprimant ou infiltrant d'autres tissus. Les cancers du sang ou leucémies ne forment pas de tumeurs fixes mais s'accompagnent d'autres signes tels qu'une fatigue importante ou des anomalies sanguines. Dans certains cas, les premiers symptômes peuvent aussi être provoqués par une métastase de la tumeur initiale.

Vous trouverez au chapitre 5 une liste de signaux d'alerte susceptibles de trahir la présence d'un cancer.
Voir chapitre 5

En quoi consiste un scanner ? Une résonance magnétique ?

Pour diagnostiquer un cancer ou pour déterminer sa taille ou sa localisation précise dans l'organisme, les médecins font souvent appel à l'imagerie médicale. Grâce à des appareils de pointe, il est aujourd'hui possible d'examiner l'intérieur du corps ou des organes sans avoir recours à une opération. Le CT scanner et la résonance magnétique sont des appareils fréquemment utilisés pour ce type d'examen. Vous trouverez une description de ces techniques d'imagerie (et d'autres) au chapitre 5.
Voir chapitre 5

Est-il possible de dépister un cancer dans le sang ?

La plupart des cancers ne sont pas détectables dans le sang, et certainement pas à un stade précoce. Un examen sanguin ne constitue donc généralement pas un outil de dépistage efficace, même si cette règle générale souffre quelques exceptions (dans le cas de certaines leucémies, notamment). L'examen sanguin n'est toutefois pas inutile, car il pourra malgré tout révéler des dysfonctionnements provoqués par la maladie au niveau de certains organes ou même du corps tout entier. Bien souvent, cette perturbation des valeurs sanguines ne s'observe toutefois qu'à un stade avancé.

La recherche s'intéresse néanmoins beaucoup aux « marqueurs tumoraux », des substances produites en grandes quantités par la tumeur qui se retrouvent ensuite dans le sang, où leur présence massive trahit la présence de la maladie. À ce stade, les marqueurs fiables sont toutefois peu nombreux, et cette technique reste donc réservée au suivi de quelques cancers bien spécifiques.
Voir chapitre 5

Comment peut-on traiter voire guérir le cancer ?

Il existe plusieurs options thérapeutiques efficaces, à commencer par les trois thérapies « classiques » que sont la chirurgie, la chimiothérapie et la radiothérapie (utilisées seules ou en combinaison). La chirurgie consiste à éliminer la tumeur par le biais d'une opération, la chimiothérapie repose sur un traitement médicamenteux qui tue les cellules malades, et la radiothérapie utilise des rayons radioactifs pour détruire le tissu cancéreux. Il existe aussi d'autres possibilités telles que la thérapie hormonale, l'immunothérapie et quelques (nouveaux) traitements très pointus.
Voir chapitre 6

Qu'est-ce que la chimiothérapie ?

La chimiothérapie est un traitement médicamenteux qui attaque les cellules cancéreuses malignes à multiplication rapide dans l'espoir de bloquer leur développement ou de les détruire.
Voir chapitre 6

Pourquoi la chimiothérapie provoque-t-elle parfois une perte de cheveux ?

L'un des inconvénients de la chimiothérapie est qu'elle agresse non seulement les cellules cancéreuses mais aussi les tissus sains dont les cellules se divisent rapidement, ce qui provoque souvent d'importants effets secondaires. Les cellules normales les plus affectées sont généralement celles de la moelle osseuse, du tractus digestif et des follicules pileux (la racine des cheveux). C'est à cause de l'atteinte de ces derniers qu'un certain nombre d'agents chimiothérapeutiques provoquent une perte de cheveux. Le plus souvent, ces effets secondaires sont heureusement réversibles après l'arrêt du traitement et les tissus endommagés finiront par se rétablir complètement (avec repousse des cheveux).
Voir chapitre 6

Qu'est-ce que la radiothérapie ?

La radiothérapie utilise des rayons (radioactifs) pour détruire les cellules et tissus cancéreux. Le patient sera généralement irradié au moyen d'un appareil de

radiothérapie dont les rayons cibleront de façon très précise les tissus malades.
Voir chapitre 6

Le patient est-il radioactif après une cure de radiothérapie ?

Après une cure de radiothérapie externe (la forme la plus fréquente), le patient ne sera pas lui-même radioactif, car le tissu irradié ne génère pas lui-même de nouveaux rayons. Il n'y a donc aucun risque que le malade expose son entourage à un rayonnement radioactif. Dans une autre forme de radiothérapie, la brachythérapie, une source ou substance radioactive est introduite directement dans la tumeur (de la prostate par exemple) afin de l'irradier de l'intérieur ; dans ce cas de figure, il y aura bien un léger rayonnement vers l'extérieur. Très intenses à proximité de leur source, ces rayons s'affaiblissent néanmoins très rapidement avec la distance et ne présentent donc pas non plus de réel risque pour l'entourage. Des mesures de précaution (temporaires) seront toutefois mises en place afin de protéger les proches et le personnel soignant ; elles pourront être levées dès que la source radioactive sera retirée ou épuisée. Généralement, les patients traités par brachythérapie feront l'objet d'une hospitalisation temporaire qui permettra une surveillance médicale adéquate.
Voir chapitre 6

Pourquoi la chimiothérapie et la radiothérapie sont-elles administrées suivant des schémas bien spécifiques ?

Ces deux types de thérapies sont susceptibles d'endommager ou de détruire non seulement les cellules cancéreuses, mais aussi les structures saines (avoisinantes). Heureusement, les cellules malades y sont plus sensibles que leurs équivalents normaux et se rétablissent aussi moins bien après une cure. L'on introduit dans ces traitements des phases de repos pour permettre aux cellules saines (et à l'organisme) de se rétablir. Les cellules cancéreuses en bénéficient aussi, mais dans une moindre mesure ; lorsque le traitement reprend, elles sont donc plus vulnérables et celles qui ont échappé à la première dose pourront ainsi être détruites par les suivantes.
Voir chapitre 6

Qu'est-ce qu'une greffe de moelle ou de cellules souches ?

Les greffes de moelle ou de cellules souches sont utilisées principalement dans le traitement des leucémies. Ces cancers se caractérisent en effet par l'atteinte des cellules hématopoïétiques de la moelle et peuvent donc être efficacement soignés en remplaçant le tissu malade par de la moelle saine. Une greffe de cellules souches consiste à transplanter des cellules bien spécifiques de la moelle, appelées cellules souches. Ces nouvelles cellules pourront ensuite reconstituer la moelle et le système hématopoïétique du patient.

Le prélèvement de cellules souches est moins lourd pour le donneur que le prélèvement de moelle (qui se fait en ponctionnant les os du bassin).
Voir chapitre 6

Les traitements anticancéreux provoquent-ils toujours des effets secondaires ?

La chimiothérapie et la radiothérapie, surtout, provoquent souvent des effets secondaires. Dans le premier cas, ceux-ci dépendront beaucoup du type de chimiothérapie, de la dose administrée et du nombre de cycles. Le traitement touche en effet non seulement les cellules cancéreuses, mais aussi les cellules saines qui connaissent des divisions rapides, ce qui peut déclencher des symptômes tels que nausées, anémie ou perte de cheveux. Leur intensité varie d'un patient à l'autre : un même médicament provoquera des vomissements chez l'un, tandis que l'autre n'en ressentira aucune gêne. Soulignons également que la présence ou l'intensité des effets secondaires ne reflète absolument pas l'efficacité du traitement.

Les chercheurs s'efforcent de plus en plus de mettre au point des chimiothérapies qui provoquent moins d'effets secondaires, et il existe également des solutions efficaces pour les combattre. En tout état de cause, la plupart de ces symptômes disparaîtront complètement après l'arrêt du traitement. Les effets secondaires de la radiothérapie sont différents et plus localisés, puisqu'ils sont fonction de la zone

du corps exposée aux rayons. Cette approche ne provoquera donc de pertes de cheveux qu'en cas d'irradiation du cuir chevelu (par exemple pour traiter une tumeur cérébrale).
Voir chapitre 6

Peut-on encore avoir des enfants après un traitement contre le cancer ?

Après une radiothérapie du petit bassin ou après certaines chimiothérapies, la fertilité peut être mise en péril. À l'heure actuelle, quand une personne jeune doit être soignée avec de tels traitements, on lui propose généralement de prendre des mesures de préservation de la fertilité. Chez les jeunes filles/femmes, cela peut être un prélèvement d'ovules ou de tissu ovarien pour congélation. Chez les jeunes garçons, on peut prélever du sperme (après la puberté) ou du tissu testiculaire (avant la puberté, mais cette option est encore expérimentale). Et s'il s'agit d'un couple déjà formé, on peut faire une fécondation *in vitro* et congeler des embryons.

Existe-t-il des vaccins contre le cancer ?

Quelques vaccins sont en développement pour prévenir ou guérir certains cancers bien spécifiques. Ceux qui visent à éviter la survenue d'une tumeur sont dits préventifs ou prophylactiques, ceux qui contribuent à soigner la maladie sont appelés thérapeutiques. Côté prophylaxie, le plus connu est actuellement le « vaccin contre le cancer du col de l'utérus », qui apprend au système immunitaire à développer ses défenses contre le papillomavirus humain, qui est responsable de cette forme de cancer. Idéalement, il devrait être administré avant tout contact avec le virus et donc avant les premiers rapports sexuels. Lorsqu'un sujet vacciné est infecté par le virus, ses défenses seront en mesure de le détruire de façon plus rapide et plus efficace. Il s'agit donc d'un vaccin destiné à « prévenir » le cancer.

Les vaccins thérapeutiques consistent à renforcer ou entraîner le système immunitaire du patient à agresser les cellules cancéreuses existantes. Ils interviennent donc à un stade où le cancer est déjà présent, au cours du traitement. Des vaccins de ce type sont actuellement en développement notamment pour certains cancers du sang et de la peau. Leur utilisation reste actuellement très limitée, mais il s'agit d'une approche assez prometteuse.
Voir chapitres 4 et 6

Existe-t-il d'autres traitements que la chirurgie, la chimiothérapie ou la radiothérapie ? Quelle est la place des thérapies dites « alternatives » ?

La majorité des cancers sont traités par chirurgie, chimiothérapie ou radiothérapie (ou par une combinaison de ces techniques). Les greffes de moelle ou de cellules souches constituent également une option thérapeutique, mais uniquement contre certaines leucémies. Les nombreux travaux scientifiques réalisés au cours des dernières décennies ont également permis de développer d'autres traitements susceptibles de jouer un rôle non négligeable dans certains cancers. C'est notamment le cas de l'immunothérapie, de la thérapie génique, des traitements anti-angiogéniques et de quelques traitements (moléculaires) ciblés. Une grande partie de ces techniques sont toutefois encore expérimentales et ne sont généralement utilisées qu'en complément des traitements classiques.

Contrairement à ce que leur nom pourrait laisser penser, les thérapies dites « alternatives » (phytothérapie, homéopathie, acupuncture et un certain nombre d'autres traitements non reconnus) ne pourront jamais remplacer les traitements classiques : dans la plupart des cas, leur efficacité thérapeutique contre le cancer n'est pas scientifiquement démontrée. Si le patient envisage d'y avoir recours, il est indispensable qu'il le fasse en concertation étroite avec son médecin (oncologue) traitant.
Voir chapitre 6

J'ai entendu dire que certains patients avaient la possibilité de participer à une étude clinique. De quoi s'agit-il ?

La découverte et le développement de nouveaux traitements (médicamenteux ou autres) comportent plusieurs phases bien définies. La première est celle de la recherche fondamentale, qui permet de mieux comprendre les méca-

nismes de la maladie et ouvre ainsi la voie à de nouvelles pistes de recherche, qui pourront à leur tour déboucher sur de nouveaux traitements. Ceux-ci devront toutefois être soigneusement testés. Ils feront tout d'abord l'objet d'études précliniques, réalisées en laboratoire (éventuellement sur des modèles animaux). Une fois établies la sécurité et l'efficacité du médicament, celui-ci devra encore faire l'objet d'essais cliniques très poussés avant de pouvoir être utilisé en routine. C'est à ces travaux que certains patients pourront éventuellement participer, s'ils le souhaitent et que l'oncologue traitant ou l'équipe médicale l'estiment opportun. Ces études sont réglementées de façon très stricte et feront toujours l'objet d'une concertation étroite avec le malade.
Voir chapitre 7

Peut-on guérir définitivement d'un cancer ?

Grâce aux techniques de dépistage et aux traitements actuels, il est tout à fait possible de guérir certains cancers. Dans nombre de cas, la probabilité d'une guérison complète et définitive reste toutefois difficile à prédire. L'objectif du traitement est évidemment d'éliminer la totalité des cellules cancéreuses… Mais il suffit qu'un petit nombre d'entre elles survivent (sur le site de la tumeur primaire ou sous la forme d'une métastase) pour que le patient coure le risque de développer, à terme, une nouvelle tumeur. Ce danger peut persister pendant plusieurs années, et il est donc important de continuer à réaliser des contrôles longtemps après la fin du traitement. Si aucune

rechute ne survient endéans les cinq ans, la probabilité est grande que le patient soit définitivement tiré d'affaire.
Voir chapitre 5

Le cancer se guérit-il mieux à un stade précoce ?

Plus le cancer est découvert rapidement, plus les chances de guérison seront élevées. À un stade précoce, la taille de la tumeur est généralement limitée et la probabilité qu'il y ait déjà des métastases est beaucoup plus faible. En outre, le traitement sera souvent moins lourd à ce moment. Mieux vaut donc toujours dépister et soigner la maladie le plus rapidement possible. Soulignons néanmoins que la situation diffère sensiblement d'une tumeur à l'autre et que l'approche à privilégier devra donc être définie au cas par cas par l'oncologue traitant. Certains cancers agressifs doivent absolument être traités sans délai, d'autres (dont la croissance est plus lente) peuvent attendre un peu plus longtemps. Dans quelques cas exceptionnels (par ex. certains cancers de la prostate chez des hommes relativement âgés), on pourra même se limiter à surveiller l'évolution de la maladie sans instaurer immédiatement un traitement curatif.
Voir chapitre 5

Quelle est la différence entre « traitement palliatif » et « soins palliatifs » ?

Lorsqu'il n'existe plus aucun espoir de guérison, par exemple parce que le cancer a atteint un stade très avancé ou résiste à tous les traitements existants, la prise en charge visera simplement à assurer au patient une vie aussi confortable que possible. On parle alors d'un traitement non plus curatif, mais *palliatif*. Il peut encore durer des mois ou des années selon les cas.

Les « soins palliatifs » sont un terme qui recouvre l'ensemble des soins dispensés à un patient en phase terminale. Il s'agit d'une prise en charge totale, physique et psychologique, destinée aux personnes incurables dont le décès est prévisible à relativement brève échéance.
Voir chapitre 6

Existera-t-il un jour un traitement unique contre le cancer ?

Le cancer peut prendre des formes très diverses et toucher la plupart des endroits du corps. On en connaît aujourd'hui plus d'une centaine dont les causes, le mode de croissance, les symptômes et la réponse au traitement peuvent varier du tout au tout. Il est donc peu probable que les spécialistes parviennent un jour à développer une forme de traitement unique applicable à tous les cancers. Les traitements actuels reposent généralement sur une combinaison de plusieurs approches telles que la chirurgie, la chimiothérapie et la radiothérapie. Ces thérapies classiques ne cessent de s'améliorer et les chercheurs en développent régulièrement de nouvelles ; dans le futur, nous disposerons donc probablement de traitements anticancéreux

individualisés pour certains types de cancers chez certains patients bien spécifiques. Ce type de thérapie personnalisée repose d'une part sur le terreau génétique du malade, d'autre part sur le profil génétique de la tumeur dont il est atteint. À terme, on peut donc espérer que chaque patient pourra bénéficier d'un traitement ciblé sur mesure, mais un traitement unique applicable à tous les cancers restera vraisemblablement une utopie.
Voir chapitre 6

Où en est la recherche scientifique dans le domaine de l'oncologie ?

Plusieurs milliers de chercheurs partout dans le monde s'investissent au quotidien dans la recherche scientifique afin de mieux comprendre la croissance tumorale, de mettre au point de nouvelles techniques de dépistage ou de traitement, de découvrir les causes et mécanismes d'apparition des cancers, etc. Les immenses progrès technologiques et biomédicaux qui en découlent ouvrent des perspectives de plus en plus encourageantes pour les patients. L'objectif ultime de ces travaux est, sinon d'écarter une fois pour toutes le spectre du cancer, du moins d'en faire une maladie entièrement guérissable. Il est donc capital de continuer à soutenir la recherche afin que les médecins et les scientifiques atteignent leur but le plus vite possible !
Voir chapitre 7

REMERCIEMENTS

Tout au long de la rédaction de cet ouvrage, j'ai pu compter sur la collaboration directe ou indirecte de nombreuses personnes, à qui je tiens à exprimer ici toute ma gratitude.

Je remercie tout d'abord Standaard Uitgeverij et les éditions Mardaga d'avoir accepté de publier ce livre respectivement en néerlandais et en français.

L'intégralité du texte a fait l'objet d'une relecture attentive par les collaborateurs des deux maisons d'édition susmentionnées, notamment ma collègue et partenaire Hilde Lambrechts, mon collègue scientifique Christophe Hermans, le Dr. Kristel Huybrechts et le Dr. Didier Vander Steichel de la Fondation contre le Cancer. Le texte a ensuite été traduit en français par Emily Van Coolput et relu sur le fond par le Dr. Karin Rondia, de la Fondation contre le Cancer. Ces regards extérieurs m'ont permis de profiter d'un regard critique sous différents angles d'approche. Merci à vous tous pour la précieuse contribution que vous avez apportée à ce livre par votre éclairage spécifique et vos suggestions.

Nous avons eu l'immense privilège de bénéficier pour la réalisation de cet ouvrage du soutien de la Fondation contre le Cancer. C'est grâce à elle qu'il a pu être mis à la disposition du plus grand nombre.

Je tiens également à exprimer ici tout mon respect et ma reconnaissance à mes collègues du Laboratoire de Recherche sur le Cancer de l'Université d'Anvers. Nous formons une bonne équipe, et ces pages sont aussi en partie le reflet de leur travail. Je remercie également l'Université d'Anvers pour le soutien qu'elle a apporté à la réalisation de ce livre.

Enfin, je tiens à saluer la contribution de mes proches et tout particulièrement celle de ma famille, dont le soutien et l'intérêt sont un formidable stimulant pour concrétiser des projets comme celui-ci.

Je dédie ce livre à toutes les personnes qui sont confrontées de près ou de loin au cancer. Je partage pleinement leur espoir d'un avenir heureux et en bonne santé, à court et à long terme. Et en tant que chercheurs, nous continuerons à faire tout ce qui est en notre pouvoir pour réaliser ce rêve !

QUELQUES LECTURES POUR ALLER PLUS LOIN

Essais

- **Siddhartha Mukherjee, *L'Empereur de toutes les maladies. Une biographie du cancer*, Flammarion, 2013**. Paru en 2010 aux États-Unis et déjà traduit dans 40 langues, ce livre inclassable du cancérologue américain d'origine indienne Siddhartha Mukherjee est une véritable biographie du cancer. Un récit de presque 600 pages qui entremêle le parcours historique des pionniers de la lutte contre ces maladies et les histoires des propres patients de l'auteur.

- **David Khayat, *De larmes et de sang*, Odile Jacob, 2013**. Réflexion personnelle de ce grand cancérologue sur la médecine face à l'humain.

- **Thierry Janssen, *La maladie a-t-elle un sens ? Enquête au-delà des croyances*, Fayard, 2008**. Face à la maladie, nous avons le choix de lui attribuer plusieurs sens : le sens biologique des scientifiques, le sens symbolique en lien avec notre vécu personnel, et un sens collectif qui interroge toute la société et nous place face à nos propres responsabilités.

- **Gilbert Lagrue, *Arrêter de fumer ?*, Odile Jacob, 2006.** Tout ce qui peut permettre au fumeur de mieux en comprendre les raisons peut l'aider à se libérer du tabac.

Romans

- **Tahar Ben Jelloun, *L'Ablation*, Gallimard, 2014**. En racontant l'histoire de son ami, opéré de la prostate, Tahar Ben Jelloun nous livre un récit qu'il voulait utile et qui rendrait service aux hommes qui subissent cette opération, mais aussi à leur entourage, leur femme, leurs enfants, leurs amis, qui ne savent comment réagir.

- **Lydia Flem, *La Reine Alice*, Seuil, 2011**. Lydia Flem a l'élégance de parler de choses graves avec tendresse, humour et malice. D'une grande intensité, ce roman invente une langue pour dire le désarroi qui peut nous mordre à certains moments de l'existence : entre rires et larmes.

- **Emmanuel Carrère, *D'autres vies que la mienne*, POL, 2009**. Le récit de l'amitié entre un homme et une femme, tous deux rescapés d'un cancer, tous deux boiteux, tous deux juges en charge des affaires de surendettement au tribunal d'instance de Vienne (Isère).

Livres Jeunesse

Pour les tout petits

- **Olga Dupré et Denis Walravens, *La maman de Léon est malade*, Lulu.com, 2013**. Ce livre raconte l'histoire de Léon, un petit girafon dont la maman souffre d'un cancer.

- **Nathalie Slosse et Rocio del Moral, *Grand arbre est malade*, Abimo, 2009**. Frimousse aime beaucoup Grand Arbre. Quand le docteur des arbres découvre des petits vers sous l'écorce de Grand Arbre, l'univers de Frimousse en est complètement bouleversé.

À partir de 5 ans

- **Ann Speltz, *L'année où ma mère est devenue chauve* (trad. Marie-France Bourbeau), Enfants Québec, 2007**. Un guide complet à l'attention des enfants. Raconté à travers les yeux de Claire, neuf ans, c'est aussi une belle histoire de ténacité et de joies insoupçonnées.

- **Claude K. Dubois et Patrick Gilson, *L'Étoile de Léa*, Mijade, 2005**. Batiste et Léa vont chaque jour ensemble à l'école. Mais Léa entre à l'hôpital. Les enfants de sa classe décident de lui rendre visite et ils découvrent alors sa maladie et l'univers médical. Cet album a été réalisé par un enseignant et ses élèves, avec la collaboration d'organismes de soins palliatifs.

À partir de 12 ans

- **Sally Nicholls, *Quand vous lirez ce livre* (trad. Xavier d'Almeida), Pocket, 2010**. Ce roman, écrit par Sally Nicholls à l'âge de vingt-trois ans, séduit par sa fraîcheur et sa joie de vivre, tout autant que par la gravité et le sérieux avec lesquels les questions importantes sont abordées. À lire en famille.

LA COLLECTION
SANTÉ EN SOI

Santé en Soi est une collection de livres compacts et concrets, pour poser les grandes questions d'aujourd'hui qui traversent le domaine de la santé tant physique que mentale.

Une collection écrite par des praticiens qui ont à cœur de transmettre à la fois leur savoir et leurs interrogations. Et aussi leurs tentatives de réponses.

Parce que comprendre, c'est mieux que savoir.

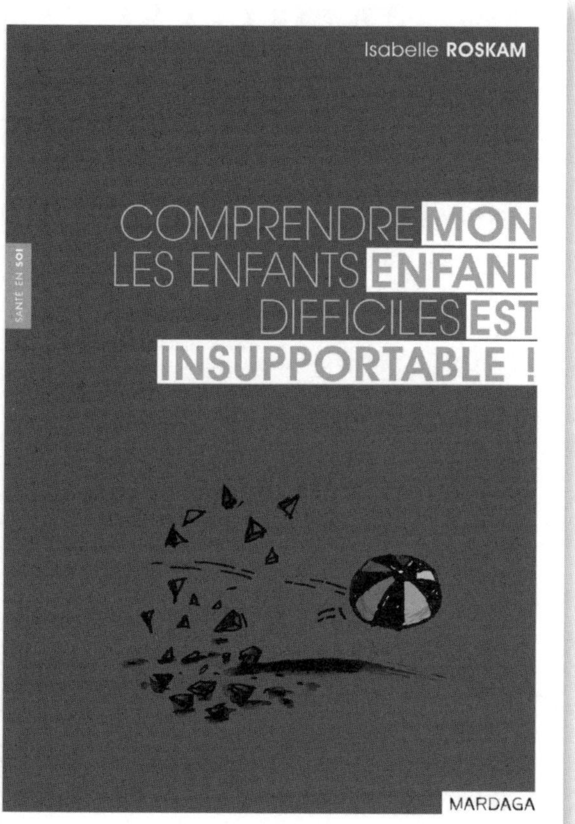
Isabelle ROSKAM
SANTÉ EN SOI
COMPRENDRE LES ENFANTS DIFFICILES
MON ENFANT EST INSUPPORTABLE !
MARDAGA

DANS LA MÊME **COLLECTION**

Les comportements d'agressivité, de provocation et de désobéissance sont fréquents chez les tout-petits. En tant que parent, comment faire face à ces situations ? L'enfant « difficile » est-il foncièrement insupportable, ou est-ce l'entourage qui atteint ses limites de tolérance ? Est-ce l'éducation qui est en cause ? Quand faut-il s'inquiéter, un consulter un spécialiste ?

Le livre apporte de nombreux éléments et informations, issus de la pratique clinique mais aussi de la recherche, pour comprendre ces enfants et ces situations difficiles. Il fournit des conseils pour aider les parents débordés. Pour les professionnels, il constitue également un excellent outil qui les aidera à remettre à sa « juste place » le questionnement des parents.

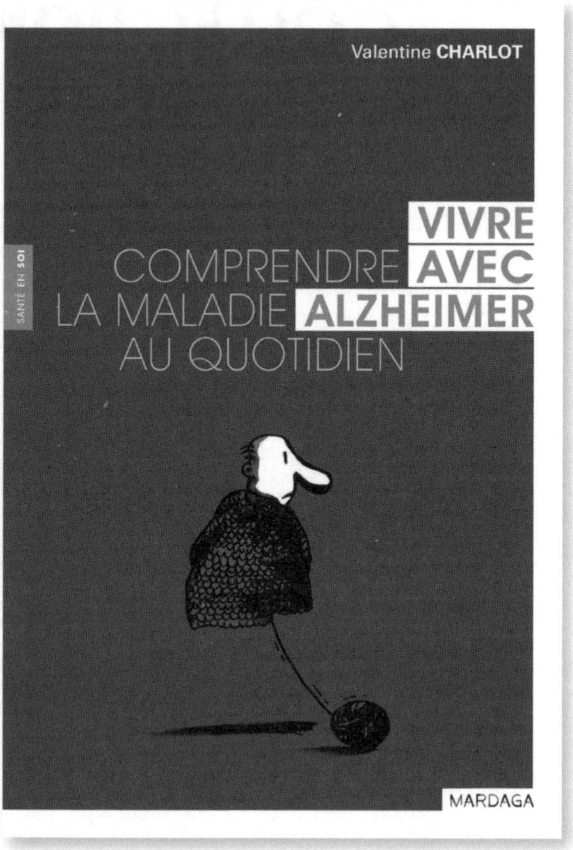
Valentine CHARLOT
VIVRE AVEC ALZHEIMER
COMPRENDRE LA MALADIE AU QUOTIDIEN
SANTÉ EN SOI
MARDAGA

DANS LA MÊME **COLLECTION**

« Si on me dit que je suis personnellement atteint ou qu'un de mes proches est atteint de la maladie d'Alzheimer, qu'est-ce que je souhaiterais qu'on m'explique ? » Telle est la question à laquelle ce livre se propose de répondre.

La maladie d'Alzheimer fait peur ; on en parle beaucoup, parfois trop, souvent mal. Voici donc un ouvrage concret et pratique, qui s'adresse en premier aux malades eux-mêmes et décrit leur quotidien, leur donnant ainsi des repères sur le mal dont ils sont atteints, sans généralisation ni angélisme, ni dramatisation excessive. Ce livre explique les symptômes de la maladie à la lumière de ce que l'on sait du fonctionnement de notre cerveau. Et surtout, il propose des conseils pour accompagner les personnes atteintes, sans les infantiliser, dans le respect de leurs particularités, en s'appuyant sur ce qu'elles sont capables de faire et en mobilisant toutes leurs ressources pour continuer à communiquer.

En résumé, un livre pour que la personne atteinte d'une maladie d'Alzheimer reste avant tout une personne, adulte et digne d'intérêt, aux yeux des autres et à ses propres yeux.

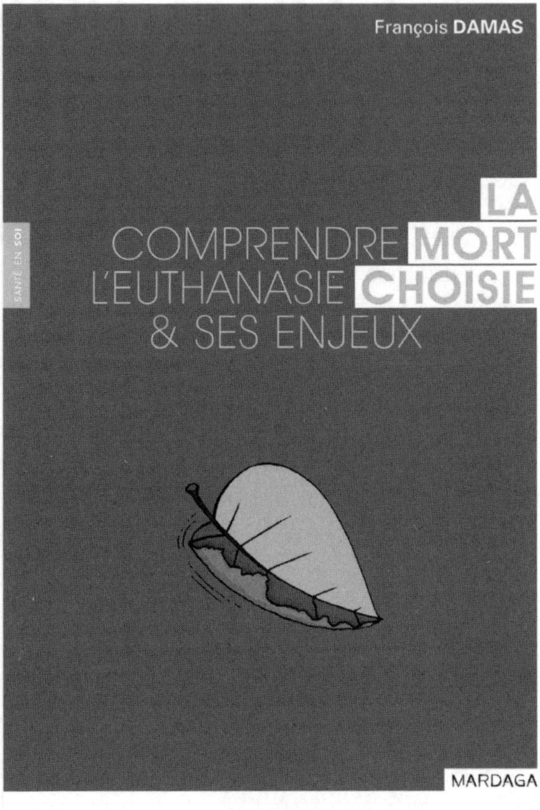
François DAMAS
LA
MORT
CHOISIE
COMPRENDRE
L'EUTHANASIE
& SES ENJEUX
SANTÉ EN SOI
MARDAGA

DANS LA MÊME **COLLECTION**

Depuis vingt ans, nos repères sur les questions de fin de vie ont bien changé. En Belgique, l'euthanasie a été dépénalisée depuis 2002. Elle est dorénavant considérée comme un acte de soins qui peut être pratiqué – exclusivement – par un médecin, à condition que le malade en fasse la demande expresse et répétée.

Ce livre constitue le témoignage nuancé et sincère d'un médecin-réanimateur belge engagé dans la pratique de l'euthanasie. Enrichie de nombreux témoignages, il aborde les multiples questions qui se présentent à la personne concernée par l'acte d'euthanasie, à sa famille et à ses proches, mais aussi au personnel soignant.

Des questions particulièrement brûlantes à l'heure où le dossier euthanasie est à l'agenda politique – et au cœur de bien des débats polémiques – en France.

Les éditions Mardaga souhaitent s'inscrire dans un processus de développement durable.
Elles travaillent donc avec des sous-traitants et en particulier des imprimeurs de proximité.
Elles choisissent pour l'impression de leurs ouvrages des papiers qui répondent aux normes des écolabels.

Cet ouvrage a été imprimé en Belgique en avril 2014,
sur les presses de l'imprimerie Snel Grafics pour le compte des éditions Mardaga.
Dereume est imprimeur certifié FSC et PEFC.
Cet imprimeur nous garantit également
- l'utilisation d'encres végétales et de colles sans solvant ;
- le recyclage des plaques usagées et des récipients d'encre ;
- le recyclage des déchets de papier par des organismes agréés.